"十二五"职业教育国家规划教材

经全国职业教育教材审定委员会审定

供中职药剂、制药技术、中药、药品食品检验等相关专业使用

中医药基础

（第三版）

主　编　何绪良

副主编　王跃丰　邓芝伶　林柳艺

编　者　（按姓氏汉语拼音排序）

蔡杭里　广东省新兴中药学校

邓芝伶　桂林市卫生学校

董　欣　沈阳市中医药学校

何绪良　沈阳市中医药学校

李怡瑾　湛江中医学校

李宗桓　湛江中医学校

林柳艺　梧州市卫生学校

闵冬梅　安徽省淮南卫生学校

牛林徽　南阳医学高等专科学校

王跃丰　长治卫生学校

肖　颖　桐乡市卫生学校

闫丽丽　本溪市化学工业学校

科学出版社

北　京

内 容 简 介

本书是中等卫生职业教育创新教材之一。全书内容除绪论外共分 4 篇,包括中医基础理论、中医诊法、中药学基础、方剂学基础。主要论述中医药学基本理论和基本技能,是学习中医药学知识的必修课程。在编写体例方面,本书通过案例导入、考点、链接等方式,重点培养学生独立思考和解决问题的能力。在书后附教学基本要求、参考文献、自测题选择题参考答案,并配全部教学内容的 PPT 课件。本书保持了中医药知识的连贯性、系统性、完整性,内容丰富,版式新颖,图文表并茂、深入浅出、实用性强。

本书可供中职药剂、制药技术、中药、药品食品检验等相关专业学生使用,也可用于执业资格考试或岗前培训。

图书在版编目(CIP)数据

中医药基础 / 何绪良主编. —3 版. —北京:科学出版社,2021.1
"十二五"职业教育国家规划教材
ISBN 978-7-03-066642-0

Ⅰ. 中… Ⅱ. 何… Ⅲ. 中国医药学–中等专业学校–教材 Ⅳ. R2

中国版本图书馆 CIP 数据核字(2020)第 214161 号

责任编辑:丁海燕 / 责任校对:王晓茜
责任印制:霍 兵 / 封面设计:蓝正设计

版权所有,违者必究。未经本社许可,数字图书馆不得使用

科 学 出 版 社 出版
北京东黄城根北街 16 号
邮政编码:100717
http://www.sciencep.com
天津市新科印刷有限公司 印刷
科学出版社发行 各地新华书店经销
*

2010 年 6 月第 一 版 开本:850×1168 1/16
2021 年 1 月第 三 版 印张:9 1/4
2024 年 3 月第十九次印刷 字数:280 000
定价:**34.80 元**
(如有印装质量问题,我社负责调换)

前 言

党的二十大报告指出："人民健康是民族昌盛和国家强盛的重要标志。把保障人民健康放在优先发展的战略位置，完善人民健康促进政策。"贯彻落实党的二十大决策部署，积极推动健康事业发展，离不开人才队伍建设。党的二十大报告指出："培养造就大批德才兼备的高素质人才，是国家和民族长远发展大计。"教材是教学内容的重要载体，是教学的重要依据、培养人才的重要保障。本次教材修订旨在贯彻党的二十大报告精神和党的教育方针，落实立德树人根本任务，坚持为党育人、为国育才。

《中医药基础》自第二版面世以来，经全国各地中等卫生职业院校药剂及相关医学专业使用，获得广大师生的好评。随着社会对中职药剂从业人员要求的变化，中职药剂专业在培养目标、课程设置、教学大纲等方面进行了相应调整。为了使教材紧跟教育教学改革发展的需要，围绕《中等职业学校专业教学标准》，突出实践能力，寓理论于实践，使理论服务于实践，强化培养学生的实践操作能力，体现教材的实用性，我们对第二版教材进行了重新修订。

第三版教材的编写，基本沿袭了第二版的主要内容及顺序，保留了案例导入、链接、考点、自测题等模块，在原有框架基础上，主要更新以下内容。

1. 根据教学大纲及社会对药剂人员需求的实际要求，本书加强案例内容在中医药知识方面的实用性。以案例情境教学引导学生加深对中医药知识的理解和掌握。

2. 常用中药部分将代表药作为重点介绍，其余药物列表介绍；将常用方剂列表简介，尽量少涉及中成药部分。

3. 为了使学生更好地掌握中医药知识，本书图文并茂，突出图表应用直观的优势，令复杂难学的中医药知识变得更加通俗易懂，学生更容易接受。

在本书编写过程中，编者得到了所在单位的全力支持。各位编者互通有无、精诚合作，结合各自的教学、临床经验，充实丰富了本书内容，在此表示衷心感谢！同时感谢第二版编者所做的工作。由于编者学识有限，书中若有不足，敬请广大师生予以指正，以便进一步修订、完善。

编 者

2023 年 3 月

配 套 资 源

欢迎登录"中科云教育"平台，**免费** 数字化课程等你来！

本系列教材配有图片、视频、音频、动画、题库、PPT 课件等数字化资源，持续更新，欢迎选用！

"中科云教育"平台数字化课程登录路径

电脑端

▷ 第一步：打开网址 http://www.coursegate.cn/short/5JX2F.action

▷ 第二步：注册、登录

▷ 第三步：点击上方导航栏"课程"，在右侧搜索栏搜索对应课程，开始学习

手机端

▷ 第一步：打开微信"扫一扫"，扫描下方二维码

▷ 第二步：注册、登录

▷ 第三步：用微信扫描上方二维码，进入课程，开始学习

PPT课件，请在数字化课程中各章节里下载！

目　录

第 4 篇　方剂学基础

第1章
绪 论

中医药学是我国劳动人民长期与疾病做斗争的经验总结，经过长期的医疗实践，逐步发展形成了独特的医学理论体系，为我国卫生保健事业和民族的繁衍昌盛做出了巨大贡献，对世界医药学发展亦产生了深远的影响。

第1节 中医药学发展概况

中医药学有五千年的悠久历史，在三千多年前的商代甲骨文中便已有了疾、医、疥、龋、沐等医学文字记载；周代有食医、疾医、疡医、兽医的分科，建立了一套医政组织和医疗考核制度，并开始了灭鼠、除虫、改善环境卫生等防病活动。我国现存最古老的方书是1973年在长沙马王堆三号汉墓中发现的《五十二病方》。

在两千多年前的春秋战国时期，我国现存最早的医学经典著作《黄帝内经》问世。该书分《素问》《灵枢》两部分，共18卷162篇，对人体结构、病因病理、诊断治疗、预防养生等问题作了系统阐述，确立了中医药学的理论原则，载方只有13首。其后，托名扁鹊所著的《难经》，补充了《黄帝内经》的不足。

> **链 接**
>
> ### 扁鹊提出病有"六不治"
>
> 使圣人预知微，能使良医得蚤从事，则疾可已，身可活也。人之所病，病疾多；而医之所病，病道少。故病有六不治：骄恣不论于理，一不治也；轻身重财，二不治也；衣食不能适，三不治也；阴阳并，藏气不定，四不治也；形羸不能服药，五不治也；信巫不信医，六不治也。有此一者，则重难治也。

两汉时期，古代医药学家托名神农氏撰写了我国第一部药物学专著——《神农本草经》，该书共三卷，将药物分为上、中、下三品，载药365种，是汉以前药学知识和经验的总结，为药学理论的发展奠定了基础。

东汉末年，张仲景撰写了《伤寒杂病论》(被后世拆分为《伤寒论》和《金匮要略》)，建立了中医辨证论治理论体系，他被后世赞誉为"医圣"。《伤寒杂病论》全书载方314首，被后世誉为"方书之祖"，书中药方被称为"经方"。《伤寒杂病论》与《黄帝内经》《难经》《神农本草经》合称为中医四大经典著作。

考点：中医四大经典著作

东汉末年名医华佗，首先使用麻沸散进行全身麻醉，施行剖腹手术，是世界上最早的外科手术记载。他还创编了一套名为"五禽戏"的健身气功，开创了医疗体育的先例。

晋至隋唐是中医药学发展的辉煌时期。晋代王叔和编著的《脉经》是我国第一部脉学专著。皇甫谧著的《针灸甲乙经》是我国第一部针灸学专著。南北朝时期雷敩撰写的《雷公炮炙论》是我国最早的中药炮制学专著。隋代巢元方著的《诸病源候论》是我国第一部病因病机学和临床证候学专著。隋唐之间的《颅囟经》是我国现存最早的一部儿科专著。唐代药王孙思邈撰写的《备急千金要方》是我国现存较早的医学类书。唐代苏敬等于 659 年修订完成的《新修本草》是世界上第一部由政府颁行的药典，载药 850 种，比 1542 年欧洲《纽伦堡药典》早 883 年，对世界医药的发展做出了重要贡献。

链接

孙思邈《大医精诚》节选

凡大医治病，必当安神定志，无欲无求，先发大慈恻隐之心，誓愿普救含灵之苦。若有疾厄来求救者，不得问其贵贱贫富，长幼妍蚩，怨亲善友，华夷愚智，普同一等，皆如至亲之想。亦不得瞻前顾后，自虑吉凶，护惜身命。见彼苦恼，若己有之，深心凄怆。勿避险巇、昼夜寒暑、饥渴疲劳，一心赴救，无作功夫形迹之心。如此可为苍生大医，反此则是含灵巨贼。

宋代陈言编著的《三因极一病证方论》系统阐述了三因理论；宋代官方组织力量编著《太平圣惠方》《圣济总录》《太平惠民和剂局方》等大型医书；1247 年，宋慈著的《洗冤录》是世界上最早的法医学专著；陈自明所著的《妇人大全良方》是杰出的妇科专著；北宋钱乙著成的《小儿药证直诀》确立了中医儿科的诊疗体系，也是世界上较早的儿科学专著。

金元时期，中医学百家争鸣，出现了四大医学流派。刘完素倡导火热论，认为"六气皆从火化"，主张用寒凉剂，为"寒凉派"代表；张从正认为"邪去则正安"，立"汗、吐、下"三法，为"攻下派"代表；李杲认为"内伤脾胃，百病由生"，主张以脾土为主，为"补土派"代表；朱震亨认为"阳常有余，阴常不足"，治疗上主张重在滋阴，为"养阴派"代表。刘完素、张从正、李杲、朱震亨，被称为"金元四大家"。

考点： 金元四大家

明代杰出的医药学家李时珍，广搜博采，亲自实践，历时近 30 年，三易其稿，完成了《本草纲目》这一科学巨著。全书 52 卷，载药 1897 种（也有计为 1892 种），书中附有药物图 1109 幅，附方 11 096 首，约 190 万字。该书勘误并丰富了我国医药学的内容，先后被译成 38 种外国文字，对世界药物学、生物学和自然学的发展有很大的影响。

早在 11 世纪，我国即开始应用"人痘接种法"来预防天花，到 16 世纪出现专著《种痘新书》，17 世纪该法流传欧亚各国，成为当时人工免疫法的先驱。

明清时期，温病学逐步发展成一门学科。明末吴有性著《温疫论》，认为瘟疫是"戾气"所致；清代叶桂著《温热论》，创立卫、气、营、血辨证；薛雪著《湿热病篇》，创立湿热病专论；吴瑭著《温病条辨》，倡导三焦辨证；王孟英著《温热经纬》，综合了各温病学说理论。叶桂、薛雪、吴瑭、王孟英被称为"温病四大家"。

考点： 温病四大家

中华人民共和国成立后，中医药学的发展进入了一个崭新的历史时期。在中医药传承、中西医结合、人才培养、科研开发等方面取得了丰硕成果。具有独特优势的中医药学越来越受到各国医药界及科技界的重视，近年来在全球范围内兴起了学习、运用"中医药"的热潮。中医药学将为全人类的医疗保健事业的发展做出新的贡献。

第 2 节　中医药学的基本特点

案例导入 1-1

华某，男，15 岁，生活在南方，喜好吃酸辣食物和肉类。因面部粉刺过多被人笑话，整日郁闷烦怒，口苦口干，大便秘结，舌苔黄腻，脉弦。医生诊断为"粉刺"，认为乃肝火内盛，脾胃湿热所致。治疗当清肝泻火，清热化湿。予龙胆泻肝汤方化裁煎服而愈。

思考与讨论：1. 为何面部粉刺与肝、脾胃有关？

2. 本病与患者的年龄、生活地、饮食、情绪有关吗？

3. 这说明什么问题？

中医药学的理论体系有两个基本特点：一是整体观念，二是辨证论治。

考点：中医药学的基本特点

一、整 体 观 念

整体，就是统一性和完整性。中医药学认为，人体是一个有机整体，构成人体的各个组成部分之间在生理上相互协调，在病理上相互影响；人与自然环境、社会环境之间也是一个密切相关的整体。

（一）人体是一个有机整体

人体以五脏为中心，通过经络系统，把六腑、五体、五官、九窍、四肢百骸联系成有机整体，并通过精、气、血、津液的作用，共同完成机体的整体生理活动。在生理情况下，各系统不同的生理功能相互联系、相互制约，形成机体的整体统一性。在病理状态下，脏腑之间，脏腑与体表组织之间必然相互影响。所以通过观察五官、形体、色脉等外在的变化，可以了解内在脏腑的病变。如心有病变，可以从舌上反映出来，心的阳气不足，则舌质淡白胖嫩；心的阴血不足，则舌质红绛瘦瘪等。同样，体表的病变可以通过调整脏腑功能来治疗，而脏腑的病变也可以采取外治的方法来治疗。中医学就是运用这种从整体出发，全面考虑问题的思想方法来诊治疾病的。

（二）人与自然界的统一性

人生活在自然界中，自然界提供了人类赖以生存的必要条件，即中医所谓"人与天地相应"。自然界的变化，直接或间接地影响着人体，使机体产生相应的反应。若自然的变化未超出人体生理的适应范围，则人体处于正常的状态；若超出人体的正常生理适应范围，则人体将直接或间接地受到损伤，形成病理变化。

季节气候变化对人体的影响非常明显。自然界的气候变化表现为春温、夏热、秋凉、冬寒。与之相应，人体在生理上也产生相应的反应，表现在脉象上则有春弦、夏洪、秋毛（浮）、冬实（沉）之不同。若四季变化太过，超过人体调节功能的适应能力，人体就会发病。除发生一般疾病外，在不同的季节，人体往往会发生一些季节性多发病，如春天多温病、夏天多泄泻、秋天多疟疾、冬季多伤寒。

由于地区环境存在差异，北方燥寒，故人体腠理致密，脏腑坚实；江南地区潮湿温热，故人体腠理疏松，脏腑脆弱。若有人易地而居，就有适应水土气候的问题。

（三）人与社会密切相关

人是社会的组成部分，人能影响社会，社会的变化对人也产生影响。其中影响最明显的是社会的进步与落后，安定和战乱，以及人的社会地位变化。社会进步，国泰民安，人们生活规律，抗病力强，就不易患病；而社会战乱，人们生活不安宁，抗病力弱，就易患疾病。社会地位的变化也会带来人们生活及心理的变化，对人体的健康产生极大的影响。

二、辨 证 论 治

辨证论治是中医药学认识疾病和治疗疾病的基本法则，是中医药学对疾病的一种特殊的研究和处理方法，也是中医药学的基本特点之一。

（一）"症""证"与"病"

"症"指单个的症状和（或）体征。症状指患者主观不适的感觉与某些病态反应，如头痛、咳嗽。

体征则是某种客观指征的病理变化，如水肿、目赤。

"证"即"证候"，是对疾病过程中某一阶段的病理概括，如感冒有风寒证和风热证。"证型"的归纳如果是正确的，一定会与证候群产生本质联系。

"病"是对疾病的总称，可概括疾病的全部病理过程。如"感冒"就是病名，它是一个笼统的病理概念，基本上反映疾病全过程的病理变化以及转归、预后。

（二）辨证与论治

辨证就是将四诊收集的症状、体征、病史等资料，通过分析、综合，辨清疾病的原因、性质、部位和邪正关系，将其概括、判断为某种证；论治就是根据辨证的结果，确定相应的治疗方法。

（三）同病异治与异病同治

同病异治指同一疾病所表现的证候不同，因而治疗方法也不同。如麻疹，初期表现为发热，疹出不透，是病在表，治宜解表透疹；中期，疹出肌表，表现为高热、咳嗽，是病在肺，为肺热壅盛之证，治当清肺热为主；后期，高热渐降，疹渐消退，患者口干、口渴，是肺胃阴伤、余热未尽之证，故治当养阴清热为主。

异病同治指不同的疾病出现相同的或近似的证候，因而采取相同的方法进行治疗。如久泻之后，出现脱肛，为中气下陷；而产后调理不当，子宫下垂，也是中气下陷。这两种病虽不同，而证是一样的，因此都应采用益气升阳的治疗方法。

考点：同病异治，异病同治

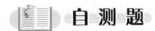

自 测 题

单项选择题

1. 我国现存最早的医学经典著作是（　　）
   A.《诸病源候论》　　　　B.《黄帝内经》
   C.《伤寒杂病论》　　　　D.《神农本草经》
   E.《本草纲目》

2. 下列哪一项不是中医药学的基本特点（　　）
   A. 人体本身是一个有机的整体
   B. 人与自然是一个统一整体
   C. 人与动物是一个统一整体
   D. 人与社会是一个统一整体
   E. 人与天地相应

3. 患儿，5岁，初期因发热，疹出不透，医生诊断为麻疹，给予解表透疹；另一个患儿，3岁，疹出肌表，高热、咳嗽，医生亦诊断为麻疹，给予清肺热治疗。为何同为麻疹，治疗各异，此为中医的什么理论（　　）
   A. 异病同治　　　　B. 同病异治
   C. 异症同治　　　　D. 同症异治

E. 同证异治

4. 刘某，男，75岁，久泻脱肛，医生认为中气下陷，给予补中益气汤治愈。而李某，女，26岁，产后子宫下垂，医生亦认为中气下陷，给予补中益气汤治愈。这两例依据中医的什么理论（　　）
   A. 异病同治　　　B. 同病异治　　　C. 异症同治
   D. 同症异治　　　E. 异证同治

5. 李杲是何学派的代表（　　）
   A. 攻下（邪）派　　　B. 寒凉派　　　C. 补土派
   D. 养阴派　　　　　E. 经方派

6. 世界上最早的国家药典是（　　）
   A.《神农本草经》　　　　B.《本草纲目》
   C.《五十二病方》　　　　D.《新修本草》
   E.《备急千金要方》

7. 被誉为药王的医家是（　　）
   A. 张仲景　　　B. 孙思邈　　　C. 吴鞠通
   D. 华佗　　　　E. 叶天士

（何绪良）

第1篇

中医基础理论

第 2 章
阴阳五行学说

阴阳五行，是阴阳学说和五行学说的合称，是古人用以认识和解释自然的世界观和方法论，是我国古代的唯物论和辩证法。阴阳学说认为世界是物质的，物质世界是在阴阳二气作用的推动下产生、发展和变化着的。五行学说认为木、火、土、金、水是构成世界不可缺少的最基本物质，是由于这五种物质间的相互资生、相互制约的运动变化构成了物质世界。它广泛应用于天文、地理、历法、气象、社会、经济、兵法等各领域，尤以中医药学最为突出，成为其理论体系的重要组成部分，对中医学理论体系的形成和发展起着极为深刻的影响。

第 1 节　阴 阳 学 说

阴阳学说萌生于商周时代的《易经》，成熟于战国与秦汉之际。它是古人在长期的生产实践中不断观察和总结出来的概念。《易经》认为自然界某些事物或现象都具有既对立又统一的两个方面，并且经常不断地运动和相互作用。这种运动和相互作用，是这些事物或现象运动变化的根源。因而，阴阳学说也就成为认识和掌握自然界规律的一种思想方法。自然界的许多事物都可以用阴或阳来概括其属性。这些不是绝对的，是有条件的，这个条件既对立又关联，缺一不可。例如，白天与黑夜、温热与寒冷。

医学属于自然科学范围，人体的生理活动、疾病的发生发展与阴阳密不可分。因此，我们想要掌握人体疾病的发展规律，探求人体疾病的本质，获得满意疗效，就必须探求人体的阴阳变化情况。正如《灵枢·病传》所说："明于阴阳，如惑之解，如醉之醒。"

案例导入 2-1

赵某，女，65 岁，2020 年 2 月 2 日初诊。

主诉：头痛、头晕、失眠 6 年，加重 1 个月伴目涩、五心烦热。

病史：患者 6 年前因感情纠纷，思绪不宁而发病。其病起时头痛剧烈，面红目赤，急躁易怒，心悸，失眠，口苦，大便干结，尿黄灼热，诸症遇争吵后加重，到某门诊就诊时测血压为 175/115mmHg[①]，西医诊断为"原发性高血压"，中医诊断为"眩晕"。经中西医结合治疗后症状缓解，但未坚持服药。其近 1 个月来头痛、头晕时作，痛势绵绵，头重脚轻，四肢乏力，耳鸣目涩，健忘，五心烦热，口干咽燥，心悸，失眠多梦，纳可，大便调，小便黄。查体：舌红，苔薄黄而干，脉弦细而数，血压 160/110mmHg。

思考与讨论： 1. 请判断此患者属阴证还是阳证？并列举症状或体征加以说明。

2. 患者前后证候的阴阳属性有何不同？试用阴阳消长理论进行解释。

一、阴阳的含义和特征

（一）阴阳的含义

1. 阴阳的最初含义　日光向背，即向日为阳，背日为阴。

---

①1 mmHg≈0.133 kPa。

2. 阴阳的哲学含义　是中国古代哲学的基本范畴。阴阳具有对立统一的属性，含有对立统一的意思，所谓"阴阳者，一分为二也"（《类经·阴阳类》）。阴和阳之间有着既对立又统一的辩证关系。阴阳的对立统一是自然的总规律。阴阳不仅贯穿于中国古代哲学，而且与天文、地理、历法等具体学科相结合，一并成为各门具体学科的理论基础，促进了各门具体学科的发展。

3. 阴阳的医学含义　阴阳范畴引入医学领域，成为中医药学理论体系的基石，成为基本的医学概念。在中医药学中，阴阳是自然界的根本规律，是自然界及人体内的相互关联的某些事物或现象对立双方属性的概括，既可以标示自然界及人体内的一对相关联而对立相反的事物或现象，如寒与热、表与里，也可标示事物或现象内部一对相关联而对立相反的属性，如虚与实、内与外。

考点：阴阳的概念

链接

阴阳抱鱼图

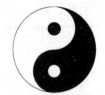

图 2-1　阴阳抱鱼图

　　阴阳抱鱼图（图 2-1）是古人概括阴阳易理和认识世界的模型，其圆内白鱼在左，头在上为阳，黑鱼在右，头在下为阴。阴阳鱼中又有黑白小点为鱼眼，表示阳中有阴、阴中有阳、左升右降。阴阳两鱼又以 S 形曲线分割，寓意在负阴抱阳中阴阳平衡是变化的、此消彼长的。

（二）阴阳的基本特征

1. 阴阳的普遍性　凡属相互关联的某些事物或现象，或同一事物的内部相互关联而相反的属性，都可以用阴阳来概括、分析其各自的属性。如天与地、动与静、水与火、兴奋与抑制等。

2. 阴阳的相对性　表现为以下两种情况。

（1）相对：随着时间的推移或所运用范围的不同，其性质或对立面改变，则其阴阳属性也就要随之而改变。如寒证和热证的转化，病变的寒热性质变了，其阴阳属性也随之改变。

（2）可分：阴阳之中复有阴阳，即阴阳存在可分性。如昼为阳，夜为阴；而上午为阳中之阳，下午为阳中之阴；前半夜为阴中之阴，后半夜为阴中之阳。

3. 阴阳的关联性　用阴阳所概括的某些事物或现象，必须是相互关联的一对事物或现象，或是一个事物的两个方面，才能构成一对矛盾，才能用阴阳来说明，如天与地、昼与夜、寒与热等。

二、相互关联的某些事物或现象的阴阳属性

　　"水火者，阴阳之征兆也"（《素问·阴阳应象大论》）。中医药学以水火作为阴阳的征象，水为阴，火为阳，反映了阴阳的基本特性。如水性寒而趋下，火性热而炎上；以运动状态论，水比火静，火较水动。寒热、上下、动静，如此推演下去，即可以用来说明事物的阴阳属性。由此可见，阴阳的基本特性是划分相互关联的某些事物或现象阴阳属性的依据（表 2-1）。

表 2-1　事物或现象阴阳属性归类表

	季节	空间	时间	温度	湿度	形态	重量	亮度	运动	作用
阳	春夏	上、外	白天	温热	干燥	无形	轻	光亮	上升、动	兴奋
阴	秋冬	下、内	黑夜	寒凉	湿润	有形	重	晦暗	下降、静	抑制

考点：划分相互关联的某些事物或现象阴阳属性的标准

三、阴阳学说的基本内容

　　阴阳的对立、互根、消长、转化，是阴阳学说的基本内容。这些规律不是孤立的，而是互相联

系、互相影响、互为因果的。了解这些规律，进而就理解了阴阳学说在中医药学中的运用。

（一）阴阳对立

对立指处于一个统一体的矛盾双方的互相排斥、互相斗争。阴阳对立是阴阳双方的互相排斥、互相斗争。阴阳学说认为阴阳双方的对立是绝对的，如天与地、上与下、内与外、动与静、升与降、出与入、昼与夜、明与暗、寒与热、虚与实、散与聚等。万事万物都是阴阳对立的统一。阴阳的对立统一是"阴阳者，一分为二也"的实质。

在人体，生命现象的主要矛盾是生命发展的动力，贯穿于生命过程的始终。用阴阳来表述这种矛盾，就生命物质的结构和功能而言，则生命物质为阴（精），生命机能为阳（气）。其运动转化过程则是阳化气，阴成形。生命就是生命形体的气化运动。气化运动的本质就是阴精与阳气、化气与成形的矛盾运动，即阴阳的对立统一。阴阳在对立斗争中取得了统一，维持着动态平衡状态，即所谓"阴平阳秘"，机体才能进行正常的生命活动。有斗争就会有胜负，如果阴阳的对立斗争激化，动态平衡被打破，出现阴阳胜负、阴阳失调，就会导致疾病的发生。

（二）阴阳互根

互根指相互对立的事物之间的相互依存、相互依赖，任何一方都不能脱离另一方而单独存在。阴阳互根，是阴阳之间的相互依存，互为根据和条件。阴阳双方均以对方的存在为自身存在的前提和条件。阴阳所代表的性质或状态，不仅互相排斥，而且互为存在的条件。阳根于阴，阴根于阳，无阳则阴无以生，无阴则阳无以化。阳蕴含于阴之中，阴蕴含于阳之中。阴阳一分为二，又合二为一，对立又统一。阴阳互根深刻地揭示了阴阳两个方面的不可分离性。

1. 阴阳互根是确定事物属性的依据 分析事物的阴阳属性，不仅要注意其差异性，还要注意其统一性，即相互关联性，从差异中寻找统一。双方共处于一个统一体中，才能运用阴阳来分析说明。如上属阳，下属阴，没有上也就无所谓下；没有下也就无所谓上。热属阳，寒属阴，没有热也就无所谓寒，没有寒也就没有热。所以说，阳依赖于阴，阴依赖于阳，每一方都以其对立的另一方为自己存在的条件。如果事物不具有相互依存的关联性，并不是统一体的对立双方，就无法分析其阴阳属性，也就不能用阴阳来说明了。

2. 阴阳互根是事物发展变化的条件 因为阳根于阴，阴根于阳，阴与阳相互依赖，缺少任何一方，则另一方也就不复存在了；所以事物的发展变化依赖于阴阳，二者缺一不可。例如，就个体的生理活动而言，在物质与功能之间、物质与物质之间、功能与功能之间均存在着阴阳互根的关系。物质属阴，功能属阳，物质是生命的物质基础，功能是生命的主要标志。物质是功能的基础，功能则是物质的反映。脏腑功能活动健全，就会不断地促进营养物质的化生，而营养物质充足，才能保护脏腑功能活动的平衡。

3. 阴阳互根是阴阳相互转化的内在根据 因为阴阳代表着相互关联事物的双方或一个事物内部对立的两个方面，因而阴和阳在一定条件下可以各向自己相反的方面转化。阴阳在一定条件下的相互转化，也是以它们的相互依存、相互为根的关系为基础的。阴阳对立的双方没有相互依存、相互为根的关系，也就不可能各自向着自己相反的方向转化。

（三）阴阳消长

所谓消长，乃增减、盛衰之意。阴阳消长，是阴阳对立双方的增减、盛衰、进退的运动变化。阴阳对立双方不是处于静止不变的状态，而是始终处于此盛彼衰、此增彼减、此进彼退的运动变化之中。其消长规律为阳消阴长，阴消阳长。阴阳双方在彼此消长的动态过程中保持相对的平衡，人体才能保持正常的运动规律。平衡是维持生命的手段，达到常阈才是健康的特征。阴阳双方在一定范围内的消长，体现了人体动态平衡的生理活动过程。如果这种"消长"关系超过了生理限度（常阈），便将出现阴阳某一方面的偏盛或偏衰，于是人体生理动态平衡失调，疾病就由此而生。

（四）阴阳转化

转化即转换、变化，指矛盾的双方经过斗争，在一定条件下走向自己的反面。阴阳转化，指阴阳对立的双方在一定条件下的相互转化，阴可以转化为阳，阳可以转化为阴。阴阳的对立统一包含着量变和质变。事物的发展变化，表现为由量变到质变，又由质变到量变的互变过程。如果说"阴阳消长"是一个量变过程，那么"阴阳转化"便是一个质变过程。阴阳转化是事物运动变化的基本规律。在阴阳消长过程中，事物由"化"至"极"，即发展到一定程度，超越了阴阳正常消长的阈值，必然向着相反的方面转化。阴阳的转化，必须具备一定的条件，这种条件中医学称之为"重"或"极"。故曰："重阴必阳，重阳必阴""寒极生热，热极生寒"（《素问·阴阳应象大论》）。阴阳之理，极则生变。

但必须指出的是，阴阳的相互转化是有条件的，不具备一定的条件，二者就不能各自向相反的方向转化。阴阳的消长（量变）和转化（质变）是事物发展变化全过程密不可分的两个阶段，阴阳消长是阴阳转化的前提，而阴阳转化则是阴阳消长的必然结果。

考点：阴阳学说的基本内容

四、阴阳学说在中医药学中的应用

阴阳学说贯穿于中医药学理论的各个方面，用来阐明人体的组织结构和生理功能、病理机制，并指导疾病的诊断和防治。

（一）描述人体的组织结构和生理功能

人体是一个有机整体，组成人体的所有脏腑、经络、形体、组织，既是有机联系的，又都可以根据其所在部位、功能特点划分为相互对立的阴阳两部分（表 2-2）。正如《素问·宝命全形论》所说："人生有形，不离阴阳。"

表 2-2　阴阳学说在生理方面的应用

	人体部位				脏腑组织				生理活动				气机运动	
阴	下部	体内	腹	四肢内侧	五脏	经脉	血	筋骨	抑制	衰退	滋润	营养物质	降	入
阳	上部	体外	背	四肢外侧	六腑	络脉	气	皮毛	兴奋	亢进	温煦	功能活动	升	出

（二）描述人体的病理机制

疾病是致病因素作用于人体而引起体内阴阳协调平衡状态被破坏的过程，因此，阴阳失调是疾病发生的基本病机之一，故《素问·著至教论》说："合而病至，偏害阴阳"。以阴阳学说来阐释人体的病理机制，主要表现在阴阳的偏盛、偏衰、互损、转化等方面（表 2-3）。

1. **阴阳偏盛**　盛指邪气盛。其指属于阴或阳的任何一方高于正常水平的病理状态。
2. **阴阳偏衰**　衰指正气不足。其指人体阴或阳的任何一方低于正常水平的病理状态。
3. **阴阳互损**　指阴或阳任一方虚损到一定程度时，必致另一方逐渐不足的病理变化。
4. **阴阳转化**　阴阳双方中的某一方偏盛至极时产生的本质性的改变。

表 2-3　阴阳学说在病理方面的应用

病理机制	类型	证候名称	症状或病机	术语
偏盛	阴偏盛	实寒证	形寒、肢冷、蜷卧、舌淡而润、脉迟	阴胜则寒
	阳偏盛	实热证	壮热、烦渴、面红、目赤、苔黄、脉数	阳胜则热
偏衰	阴偏衰	虚热证	潮热盗汗、颧红、五心烦热、咽干、舌红少苔、脉细数	阴虚则热
	阳偏衰	虚寒证	喜静蜷卧、小便清长、下利清谷、脉微细等阳气不足之虚象，又可见畏寒肢冷、脘腹冷痛、舌淡、脉迟	阳虚则寒

病理机制	类型	证候名称	症状或病机	术语
互损	阴损及阳	阴阳两虚证	以阴虚为主的阴阳两虚证	阴损及阳
	阴损及阴	阴阳两虚证	以阳虚为主的阴阳两虚证	阳损及阴
转化			阳热证在其阳热盛极时可转化为阴寒证	重阳必阴

阴阳偏盛、偏衰是临床上常见的寒热病证的病理机制，也可用阴阳的对立制约及其伴随的阴阳双方的互为消长来解释，是阴阳失调病机中的重要组成部分。

阴阳互损是阴阳偏衰的另一种表现形式，多发生于阴阳偏衰的病理变化发展到一定程度时，一般是发展到肾阴或肾阳明显虚损之时。这是由于肾阴肾阳是机体阴阳的根本，病变累及肾阴肾阳，说明病变已经发展到比较严重的程度。此时肾阴、肾阳两者的互源、互用关系被破坏，故出现阴损及阳、阳损及阴的病理变化。阴阳互损的病机，常发生于精与气、气与血等方面，其虽对立，但其制约关系表现得不明显，而其互根互用的关系却密切。阴阳互损的理论依据是阴阳的互根互用，故不能用阴阳的对立制约规律来解释。若用阴阳的消长变化来阐释，那它不是阴阳对立制约基础上的此消彼长，而是在阴阳互根互用基础上的不对等的皆消。

（三）指导疾病的诊断

《素问·阴阳应象大论》曰："善诊者，察色诊脉，先别阴阳"，即以辨阴阳为诊断的大纲。故而在辨证时，应以阴阳为辨证的总纲（表 2-4）。

表 2-4　阴阳学说在诊断学中的应用

	望色	望泽	闻音	呼吸	脉位	脉数	脉体形势	病证
阴	青、白、黑	晦暗	低微	气怯	尺部	迟	沉小细涩	里证、寒证、虚证
阳	赤、黄	鲜明	高亢	气粗	寸部	数	浮大洪滑	表证、热证、实证

（四）指导疾病的治疗

1. 确定治疗原则　运用阴阳的偏盛、偏衰规律来确定疾病的治疗原则和治法。

治疗的基本原则，是损其有余，补其不足。阳盛者泻热，阴盛者祛寒；阳虚者扶阳，阴虚者补阴，阴阳两虚则阴阳并补，使人体阴阳复归于平衡协调的正常状态。

2. 归纳药物的性能　在临床，中药的理论和运用也以阴阳学说作为指导。如药物的性味、性能及药物作用的转化都具有阴阳的属性（表 2-5）。

表 2-5　阴阳学说在药物学方面的应用

	药物性味	药物功效	药物作用的转化
阴	寒、凉性，苦、酸、咸味，味厚者	沉降、清火、攻下、滋阴、抑制	重阳则阴
阳	热、温性，辛、甘味，味薄者	升浮、温里、发表、补阳、兴奋	重阴则阳

第 2 节　五行学说

五行学说和阴阳学说一样，也是我国古代的哲学思想。五行学说是用来解释事物本身及事物之间相互关系的概念，是古人认识自然、解释自然和探索自然规律的一种世界观和方法论，具有广泛的含义，并非仅指五种具体物质本身。

案例导入 2-2

孙某，女，67岁，退休工人，2020年2月22日初诊。

主诉：胁痛、嗳气、腹泻5天，咳嗽1天。

病史：缘于5天前与丈夫争吵后，出现思绪不宁，右胁肋部胀痛，心烦失眠，嗳气频繁，不思饮食，脘腹窜痛，痛则欲泻，泻后痛减。今晨起眼花，干咳频频，痰少黏稠，口苦，咽干，二便正常。

检查：舌质红，苔薄黄，脉弦数。

思考与讨论：1. 本证为情志所伤，肝气郁结，肝病影响至胃而致嗳气不思饮食，影响脾而致脘腹窜痛，痛则欲泻，泻后痛减。肝病又导致了肺的病变，出现了咳嗽等症状。请用五行乘侮理论解释上述现象。

2. 导致本证相乘相侮的原因是什么？

3. 请你依据五行学说提出本病证的治疗原则。

一、五行的含义和特性

（一）五行的含义

1. 五行的哲学含义　五行是中国古代哲学的基本范畴之一，是中国上古原始的科学思想。"五"，是木、火、土、金、水五种物质；"行"，即运动变化，运行不息的意思。五行指木、火、土、金、水五种物质及其运动变化。五行学说和阴阳学说一样，从一开始就着眼于事物的矛盾作用，事物的运动和变化。

2. 五行的医学含义　中医药学的五行，是中国古代哲学五行范畴与中医药学相结合的产物，是中医药学认识自然和生命运动的方法论。中医药学对五行概念赋予了阴阳的含义，认为木、火、土、金、水乃至自然界的各种事物或现象都是阴阳的矛盾运动所产生的。阴阳的运动变化可以通过在天之风、热、温、燥、湿、寒六气和在地之木、火、土、金、水五行反映出来。中医药学的五行不仅仅指五类事物及其属性，更重要的是它包含了五类事物内部的阴阳矛盾运动。

五行学说，不再特指上述五种物质属性，而是一个抽象的概念，以木、火、土、金、水五种物质的抽象特性来归纳事物或现象的属性，并以其属性之间的生克、乘侮等关系来论述和推演事物或现象之间的相互关系及运动变化规律的学说。

（二）五行的特性

古人通过长期的生活和生产实践，对木、火、土、金、水五种基本物质的悉心观察，在积累了大量的朴素认识基础上进行抽象而后逐渐形成了对五行特性的认知（表2-6）。

木的特性：古人称"木曰曲直"。"曲直"，实际上指树木的生长形态，都是枝干曲直，向上向外周舒展。因而引申为具有生长、升发、条达、舒畅等作用或性质的事物均属于木。

火的特性：古人称"火曰炎上"。"炎上"，指火具有温热、上升的特性。因而引申为具有温热、升腾作用的事物均归属于火。

表 2-6　五行的特性

五行	朴素认识	抽象引申
木	曲直	具有生长、升发、条达、舒畅的性质和作用的事物或现象
火	炎上	具有温热、升腾性质和作用的事物或现象
土	稼穑	具有生化、承受、受纳的性质和作用的事物或现象
金	从革	具有清洁、肃降、收敛的性质和作用的事物或现象
水	润下	具有寒凉、向下、滋润的性质和作用的事物或现象

土的特性：古人称"土爰稼穑"。"稼穑"，指土有播种和收获农作物的作用。因而引申为具有生化、承受、受纳作用的事物均归属于土。

金的特性：古人称"金曰从革"。"从革"，指"变革"的意思。引申为具有清洁、肃降、收敛等作用的事物均归属于金。

水的特性：古人称"水曰润下"。"润下"，指水具有滋润和向下的特性。引申为具有寒凉、滋润、向下运行的事物均归属于水。

二、事物或现象的五行属性归类

五行学说是以五行的特性来归类和推演事物或现象的五行属性的。

（一）取象比类法

此法又称直接归类法。"取象"，即是从事物或现象的象（性质、作用、形态等）中找出能反映其本质的特有征象；"比类"，即将事物或现象的特有征象与五行各自的特性相比较，以确定其五行的归属。

1. **自然界** 以方位配属五行，旭日东升，与木的升发特性相类，故东方属木；南方炎热，与火的炎上特性相类，故南方属火；日落于西，与金的肃降特性相类，故西方属金；北方寒冷，与水的寒凉特性相类，故北方属水；中央地带土地肥沃，万物繁茂，与土的生化特性相类，故中央属土。

2. **人体** 五脏配属五行，肝主升发疏泄，故属木；心主行血暖身，故属火；脾主运化精微，故属土；肺主清肃之性，故属金；肾主闭藏精气，故属水。

但是直接归类法是以事物或现象的部分特性与五行特性相类比而得出的推断，不是必然的，存在着一定的局限性。

（二）推演络绎法

推演络绎法又称间接归类法，即根据已知的某些事物或现象的五行属性，推演与此事物或现象相关的其他事物或现象的五行属性的认知方法（表2-7）。

1. **自然界** 秋季万物萧条，类金之肃降，故属金，因秋季干燥，故燥也就归属于金。

2. **人体** 已知肝属木，由于肝合胆，主筋，其华在爪，开窍于目，故经推演络绎，胆、筋、爪、目皆随之属于木；同理，心属火，小肠、脉、面、舌等均与心有密切生理联系，亦属于火；脾属土，胃、肌肉、唇、口与脾相关，故亦属于土；肺属金，大肠、皮肤、毛发、鼻与肺相关，故亦属于金；肾属水，膀胱、骨、发、耳及二阴与肾相关，故亦属于水。

表 2-7　五行属性归类表

自然界						五行	人体					
五味	五色	五化	五气	五方	五季		五脏	六腑	五官	形体	情志	五声
酸	青	生	风	东	春	木	肝	胆	目	筋	怒	呼
苦	赤	长	暑	南	夏	火	心	小肠	舌	脉	喜	笑
甘	黄	化	湿	中	长夏	土	脾	胃	口	肉	思	歌
辛	白	收	燥	西	秋	金	肺	大肠	鼻	皮毛	悲	哭
咸	黑	藏	寒	北	冬	水	肾	膀胱	耳	骨	恐	呻

三、五行学说的基本内容

五行学说并不是静止地、孤立地将事物或现象归属于五行，而是以五行之间的相生、相克关系为依据，探索或阐释事物、现象之间的联系、相互协调平衡的整体性和统一性。同时，还以五行之间的相乘和相侮关系为依据，探索或阐释事物之间的协调平衡被破坏后的相互影响。其基本内容包括以下三个方面。

（一）生克和制化

在五行之间存在着相生、相克的联系规律。所谓相生，即相互资生、促进、助长之意；所谓相克，即相互制约、克服、抑制之意。

五行相生的次序：木生火、火生土、土生金、金生水、水生木。

五行相克的次序：木克土、土克水、水克火、火克金、金克木。

五行生克关系见图 2-2。

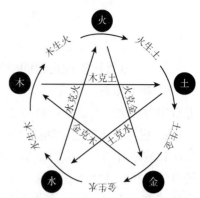

图 2-2　五行生克示意图

在相生关系中，任何一行都具有"生我""我生"两方面的关系，《难经》将此关系比喻为母子关系："生我"者为母，"我生"者为子。以火为例：由于木生火，故"生我"者为木，木为火之"母"；由于火生土，故"我生"者为土，土为火之"子"。

在五行的相克关系中，任何一行都具有"克我"和"我克"两方面的关系。《内经》称之为"所不胜"和"所胜"关系；"克我"者，为我的"所不胜"；"我克"者是我的"所胜"。以木为例：由于金克木，故"克我"者为金，金为木之"所不胜"；由于木克土，故"我克"者为土，土为木之"所胜"。

事物内部系统结构的五个方面之间的相生、相克关系，构成了事物正常情况下的循环运动，因而事物经常处于运动发展之中，是不平衡的。然而就五行的整体来看，相生与相克在总和中表现出相对的动态平衡。而五行中的每一行，由于既生别行，又被别行所生；既克别行，又被别行所克，故在整体上呈现动态平衡。可见，五行所达到的平衡，不是绝对的静止，而是建立在运动基础上的动态平衡。

考点： 五行相生、相克的次序

（二）相乘和相侮

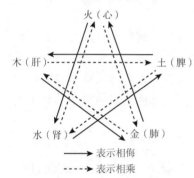

→　表示相侮

- - - →　表示相乘

图 2-3　五行的相乘、相侮示意图

相乘与相侮，是五行关系在自然界属于事物或现象运动变化异常的规律，在人体则属于病理现象（图 2-3）。

1. 相乘　乘，即恃强凌弱，指相克太过，次序与相克一样。

相乘次序：木乘土、土乘水、水乘火、火乘金、金乘木。

导致相乘的原因有太过和不及两种情况。

2. 相侮　侮，欺侮，又称反克、反侮，次序与相克、相乘的方向相反。

相侮次序：木侮金、金侮火、火侮水、水侮土、土侮木。

导致相侮的原因也有太过和不及两种情况。

（三）母子相及

母子相及指相生关系异常的变化。存在母病及子和子病及母两种情况。

1. 母病及子　指疾病传变次序是从母脏传及子脏。如肾病及肝、肝病及心、心病及脾、脾病及肺、肺病及肾。

2. 子病及母　指疾病传变次序是从子脏传及母脏，又称子盗母气。如心病犯肝、肝病犯肾、肾病犯肺、肺病犯脾、脾病犯心。

链　接

五行学说在临床的应用

临床常见的支气管扩张症，病位在肺，每因肝气郁结，气急上逆，化火灼肺而见咳血，则为木火刑金（即木旺侮金）；浅表性胃炎，病位在胃，每因肝郁气滞，影响脾胃消化吸收而见胃疼胃胀，则为木郁乘土。湿热型高血压，多因湿热困脾，引发肝失疏泄，肝阳亢逆，则为土侮木。

四、五行学说在中医药学中的应用

五行学说可用于描述人体的生理功能、病理机制，指导疾病的诊断和防治。

（一）五行在生理方面的应用

1. 确立五脏一体观 以五行为中心，将自然界的各种事物和现象以及人体的生理病理现象进行五行属性归类，形成五行结构系统。

2. 说明五脏的生理功能 木性曲直，枝叶条达，有生发的特性。肝喜条达而恶抑郁，有疏泄的功能，故以肝属木。火性温热，其性炎上。心阳有温煦之功，故以心属火。土性敦厚，有生化万物的特性。脾有运化水谷，输送精微，营养五脏六腑、四肢百骸之功，为气血生化之源，故以脾属土。金性清肃、收敛。肺具清肃之性，肺气以肃降为顺，故以肺属金。水性润下，有寒润、下行、闭藏特性。肾有藏精、主水等功能，故以肾属水。

3. 说明五脏之间的相互关系 五脏的功能活动不是孤立的，而是互相联系的。五脏的五行归属，不仅阐明了五脏的功能特性，而且还运用五行生克制化的理论，来说明脏腑生理功能的内在联系，即五脏之间既相互资生，又相互制约。

（1）五脏相互资生的关系：肝生心就是木生火，如肝藏血以济心；肺生肾是金生水，如肺金清肃下行以助肾水；肾生肝就是水生木，如肾藏精以滋养肝的阴血等。这就是用五行相生的理论来阐释五脏相互资生的关系。

（2）五脏相互制约的关系：《素问集注》说：心主火，而制于肾水，是肾乃以其生化之主；以此类推，肺属金，而制于心火，故心为肺之主；脾属土，而制于肝木，故肝为脾之主；肾属水，而制于脾土，故脾为肾之主。这就是用五行相克的理论来阐释五脏相互制约的关系。

（二）运用五行说明五脏病变的传变规律

本脏之病可传至他脏，他脏之病也可传至本脏，这种病理上的相互影响被称为传变。以五行来说明五脏疾病的传变规律，分为相生、相克两种规律。

需要注意的是，疾病的发生、发展与受邪的性质、患者禀赋的强弱，以及各种疾病自身规律之差异密切相关，疾病的五脏传变次序并不完全符合五行的生克规律，应具体病情具体分析，切不可生搬硬套。

（三）运用五行指导疾病的诊断

人体是一个有机整体，内脏有病可以反映到体表，"有诸内者，必形诸外"，故曰："视其外应，以知其内藏，则知所病矣"（《灵枢·本脏》）。当内脏有病时，人体内脏功能活动及其相互关系的异常变化，可以反映到体表相应的组织器官，出现色泽、声音、形态、脉象等诸方面的异常变化，由于五脏与五色、五音、五味等都归属五行，这就是五行学说在诊断中的应用。如面色铁青，喜食酸味，脉见弦象，可以诊断为肝病。

临证时必须坚持"四诊合参"，而非单凭色脉，更不要拘泥于色脉之间的"相生"或"相克"，以免贻误正确的诊断和有效的治疗时机。

（四）运用五行指导疾病的防治

1. 指导应时养生 如春天护肝，夏天护心，长夏养脾，秋天养肺，冬天养肾。

2. 控制疾病传变 疾病传变多见一脏受病，波及他脏而致疾病发生传变。因此治疗时，除对所病本脏进行诊断外，还应根据五行的生克乘侮规律，来调整各脏之间的相互关系，如太过者泻之，不及者补之，以控制其传变，有利于人体恢复正常的功能活动。"见肝之病，知肝传脾，当先实脾，四季脾旺不受邪，即勿补之"（《金匮要略》）。

3. 确定治则治法 五行学说也可用于确定治疗原则和制订治疗方法。

（1）根据五行相生规律确定治疗原则：其基本治疗原则是补母和泻子，即所谓"虚则补其母，实则泻其子"（《难经·六十九难》）。所谓补母，主要用于母子关系的虚证，如肾阴不足，不能滋养肝木，而致肝阴不足者，称为水不生木或水不涵木。其治疗，不是直接治肝，而是补肾之虚。因为肾为肝母，肾水生肝木，所以补肾水以生肝木。所谓泻子，主要用于母子关系的实证。如肝火炽盛，有升无降，出现肝实证时，可采用泻心法，肝木是母，心火是子，泻心火有助于泻肝火。

（2）根据五行相克规律确定治疗原则：临床上由于相克规律的异常而出现的病理变化，虽有相克太过、相克不及和反克之不同，但总的来说，可分强弱两个方面。即克者属强，表现为功能亢进，被克者属弱，表现为功能衰退，因而在治疗上应采取抑强扶弱的手段，并侧重在制其强盛，使弱者易于恢复；若一方强盛而尚未发生相克现象，必要时也可利用这一规律，预先加强被克者的力量，以防止病情的发展。

4. 指导情志疾病的治疗　情志生于五脏，五脏之间有着生克关系，所以情志之间也存在着生克关系。因此，在临床上可以运用情志的相互抑制关系来达到治疗目的，称为"五志相胜"。如"怒伤肝，悲胜怒……喜伤心，恐胜喜……思伤脾，怒胜思……忧伤肺，喜胜忧……恐伤肾，思胜恐"（《素问·阴阳应象大论》）。

链接

《丹溪心法》附录云："一女子病不食，面北卧者且半载，医术告穷。翁诊之，肝脉弦出左寸口。曰：'此思男子不得，气结于脾故耳。'叩之，则许嫁夫入广且五年。翁谓其父曰：'是病惟怒可解，盖怒之气击而属木，故能冲其土之结，今宜触之使怒耳。'父以为不然。翁入而掌其面者三，责以不当有外思。女子号泣大怒，怒已，进食，翁复潜谓其父曰：'思气虽解，然必得喜，庶不再结。'乃诈以其夫有书，旦夕且归。后三月，夫果归而病不作。"

自测题

单项选择题
【A型题】

1. 昼夜之中，属于阴中之阳的时间是（　　）
   A. 上午　　　B. 上半夜　　　C. 中午
   D. 下午　　　E. 下半夜

2. 按五行生克关系，脾为肾（　　）
   A. 母　　　B. 子　　　C. 所胜
   D. 所不胜　　　E. 所克

3. 属于"子病及母"的是（　　）
   A. 肺病及肾　　　B. 肝病及肾
   C. 心病及肾　　　D. 脾病及肾
   E. 肝病及脾

4. 根据五行相克规律，肺的所不胜是（　　）
   A. 肝　　　B. 肾　　　C. 心
   D. 脾　　　E. 胃

5. 情志与五行配属，"思"属于（　　）
   A. 木　　　B. 土　　　C. 金
   D. 水　　　E. 火

6. 下列各项中属于"实则泻其子"的是（　　）
   A. 肝实泻肾　　　B. 肺实泻脾
   C. 肝实泻肺　　　D. 肝实泻心
   E. 心实泻肝

7. "阴在内，阳之守也；阳在外，阴之使也"这句话主要说明了阴阳之间的哪种关系（　　）
   A. 对立　　　B. 交感　　　C. 互根
   D. 转化　　　E. 消长

8. "无阳则阴无以生，无阴则阳无以化"所说明的阴阳关系是（　　）
   A. 对立制约　　　B. 相互转化　　　C. 交感相错
   D. 消长平衡　　　E. 互根互用

9. 下列五行生克关系中哪个是错误的（　　）
   A. 木克土　　　B. 金生水　　　C. 火生土
   D. 金克木　　　E. 火克水

10. 下列属于母子关系的是（　　）
    A. 水和火　　　B. 木和土　　　C. 土和金
    D. 金和火　　　E. 金和木

11. 肝虚影响脾的健运，称为（　　）
    A. 木旺乘土　　　B. 木能克土　　　C. 土壅木郁
    D. 抑木扶土　　　E. 木不疏土

12. 属于"子病犯母"的是（　　）
    A. 脾病及肺　　　B. 肝病及心　　　C. 脾病及肾
    D. 肺病及心　　　E. 肝病及肾

13. 属于"母病及子"的是（　　）
    A. 肺病及肾　　　B. 肺病及肾　　　C. 肝病及肾

D. 脾病及肾　　E. 心病及肝

【B型题】

（14～15题共用备选答案）

A. 实证　　　　B. 虚证　　　C. 寒证

D. 热证　　　　E. 里证

14. 阴阳偏盛形成（　　）

15. 阴阳偏衰形成（　　）

（16～20题共用备选答案）

A. 炎上　　　　B. 从革　　　C. 稼穑

D. 曲直　　　　E.润下

16. 五行学说中"火"的特性是（　　）

17. 五行学说中"土"的特性是（　　）

18. 五行学说中"金"的特性是（　　）

19. 五行学说中"水"的特性是（　　）

20. 五行学说中"木"的特性是（　　）

（李宗桓）

第3章 藏象学说

"藏"，指藏之于体内的内脏；"象"，指表现于外的生理、病理现象。藏象是机体内脏的生理活动和病理变化反映于外的征象。

藏象学说是研究人体脏腑组织器官的形态结构、生理活动规律及其相互关系的学说。

第1节 脏 腑

脏腑，是人体内脏的总称，包括五脏、六腑和奇恒之腑三类。心、肝、脾、肺、肾为五脏，生理功能是化生和贮藏精、气、血、津液。胆、胃、小肠、大肠、膀胱、三焦为六腑，生理功能是受纳、腐熟水谷，传化和排泄糟粕。脑、髓、骨、脉、胆、女子胞为奇恒之腑，它们形多中空，类似六腑；功能上内藏精气，又类似五脏，故称奇恒之腑。

一、五 脏

（一）心

心位于胸中偏左，有心包维护于外。心的主要生理功能是主血脉，主神志。心开窍于舌，其华在面，与小肠相表里。

1. 心主血脉 血，即血液；脉，即脉管，是血液运行的通道，故又称脉道。心主血脉，指心气具有推动血液在脉管中循行以营养全身的功能。血液循行于脉中，有赖心和脉的共同作用，但依靠心气的推动才能完成。心气充足，心血沿一定的方向运行不息，将血中的营养物质供应周身组织器官，其功能可从面色、舌象、脉象和胸部的感觉反映出来。如心主血脉的功能正常，则见面色红润有光泽，舌质淡红而润泽，脉搏和缓有力，胸部感觉舒畅。若心主血脉的功能失常，如心气不足、心阳不振，或血液亏虚，或脉道不利，则会导致血流不畅，或血脉空虚，而出现面色㿠白而无光泽，脉搏细弱无力等；甚至发生血流受阻，气血瘀滞而见面色晦暗，唇舌青紫，心前区憋闷疼痛，以及脉搏出现涩、结、代、促等。

案例导入 3-1

李某，女，43岁。中年丧偶，悲痛万分。情志抑郁，胸胁及乳房胀痛，喜叹气，嗳气则舒，口苦不思饮食，食后恶心欲吐，大便时溏时结，失眠多梦，舌淡红，脉弦。

思考与讨论： 1. 该病原因是什么？

2. 导致何脏病变？

3. 应该从哪方面调治？

2. 心主神志 神有广义和狭义之分。广义的神，指人体生命活动的外在表现，包括整个人体的形象、面色、眼神、言语、应答、肢体活动姿态等。狭义的神，即心所主的神志，指人的精神、意识、思维和情志活动。根据现代生理学的认识，人的精神、意识和思维活动，是大脑的功能，即大脑对客观外界事物的外在反应。但中医认为神志与五脏有关，特别与心有关，因为精血是神志活动的物质基础，血由心所主，所以心主神志。心主神志与心主血脉的功能密切相关，心主血脉是心主神志的物质基础。心主神志也可影响心主血脉。如果心主神志功能正常，则精神振奋，神志清晰，思维敏捷，对外界信息反应灵敏和正常。如果心主神志功能异常，则心烦、心悸、失眠、多梦、健忘、神志不宁，甚至昏迷、癫、狂、痫等。对神志失常的患者，临床常从心来治疗。

3. 心在液为汗　汗为津液所化生，津液是血液的重要组成部分，心主血脉，故有"汗血同源""汗为心液"之说。汗出过多，易伤心血、心气，出现心悸、怔忡；大汗淋漓则损及心阳，出现"大汗亡阳"的危象；心阳虚者易自汗；心阴虚者易盗汗。

4. 心在体合脉，其华在面　在体合脉，即心主脉。其华在面，指心主血脉和主神志的功能正常与否常从面部色泽反映出来。心的功能正常，则血脉充盈，面色红润光泽；心血不足，则面色苍白、脉细；心血瘀阻，可见面色紫暗，脉涩。

5. 心开窍于舌　心的经络上系于舌，气血上通于舌。心的功能反映于舌。舌的功能主要是味觉和语言。心功能正常，则舌体红活荣润，柔软灵活，味觉灵敏，语言流利。心血充足，舌质淡红。心血不足，舌质淡白。心血瘀阻，舌色紫暗。如心阳不足，舌质淡白胖嫩。心阴血不足，舌质红绛瘦瘪。心火上炎则舌红，甚至生疮。心神失常，则舌卷、舌强、语謇和失语等。

考点：心的生理功能

附：心包

心包又称心包络，是心脏外面的包膜，具有保护心脏的作用。邪气犯心，首先心包受病，以免邪气直犯于心。如邪热内陷，出现神昏、谵语，称为"热入心包"；痰阻心窍，出现意识模糊，甚至昏迷，称作"痰迷心窍"；心与心包的病理一致，辨证施治上差别不大。

（二）肺

肺位于胸中，左右各一，上通咽喉。肺的主要生理功能是主气，司呼吸，主宣发和肃降，通调水道。其外合皮毛，开窍于鼻，与大肠相表里。

1. 肺主气　包括两个方面，即主呼吸之气和一身之气。

（1）主呼吸之气：指肺有主管呼吸的作用，是体内外气体交换的场所。人体通过肺吸入自然界的清气，呼出体内的浊气，使体内外的气体不断得到交换，保证人体新陈代谢，从而维持人体生命活动。

（2）主一身之气：指肺对全身的气有主宰、调节作用。一是参与气的生成，特别是宗气的生成。宗气依赖肺吸入的清气与脾胃运化并转输于肺的水谷精气结合而成，具有维持全身各组织器官的生理活动，而主宰全身之气的功能。肺的呼吸功能直接影响宗气的生成，宗气上出喉咙，以促进肺的呼吸运动；贯通心脉，以行血气而布散全身。肺的呼吸功能正常与否不仅影响宗气生成，同时也影响全身之气的生成。二是调节全身气机，气的运动称为气机，其基本形式是升降出入，肺有节律地一呼一吸，对全身之气的升降出入运动起着重要的调节作用。因此，肺主气的功能减弱，影响宗气的生成和全身气机的升降出入，表现为气短、声低、体倦、乏力等虚弱症状。

2. 肺主宣发和肃降　宣发指向上升宣和向外发散的意思，肺气具有升宣和发散卫气与津液到全身，温润肌肤皮毛的作用；肃降是清肃下降的意思，肺气有向下通降及维持呼吸道洁净的作用。

肺的宣发表现在三个方面：一是呼出体内浊气，通过肺的宣发作用，呼出体内的浊气，排出肺和呼吸道的痰浊，保持呼吸道的清洁，有利于肺的呼吸；二是输布津液精微，肺将脾所转输的津液和水谷精微升宣布散到全身，外达皮毛，以温润、濡养脏腑四肢、肌腠皮毛；三是宣发卫气，肺宣发卫气于肌表，开阖腠理，调节汗液排泄，维持体温恒定。如果肺失宣发则呼气不畅、胸闷、咳嗽、鼻塞、无汗等。

肺的肃降表现在三个方面：一是吸入清气，与肺之宣发作用配合，共同完成吸清呼浊的呼吸过程；二是输布津液和精微，向下、向内布散脾转输于肺的水谷精微和津液，灌溉周身；三是清肃洁净，肺气肃降，则能肃清肺和呼吸道内的异物，以保持呼吸道的洁净。若肺失肃降，则出现呼吸表浅、咳嗽、喘息等肺气上逆证。

宣发和肃降是肺气运动的两个方面，相辅相成，两者必须协调。若上升过度，则肺失肃降；若下降过度，则肺失宣发。

3. 通调水道 指肺气的宣发和肃降可以疏通、调节水液运行的道路。人体多余水液的排泄主要有四条途径：尿、汗（皮肤蒸发在内）、呼吸、大便。其中以尿与汗为主。肺气宣发，使水液布散全身，其中一部分变成汗液，经皮肤排出；另一部分经肺气肃降，使水液下归于肾，再经肾气化，将人体需要的水液吸收，多余的水液转化为尿下输膀胱。肺通调水道的功能促进了水液的输布与排泄，故称"肺为水之上源"。如果肺失通调，可出现水液的输布和排泄障碍，产生痰饮、水肿。

4. 外合皮毛 皮毛指皮肤、汗腺、毫毛等组织，是一身之表，是保卫机体和防御外邪的屏障，并有调节体温的功能。肺合皮毛指肺宣发的卫气和津液有温养滋润皮肤毫毛，使皮肤润泽，肌腠致密，抵御外邪的作用。如果肺气虚弱，不能宣发卫气，输精于皮毛，不但出现皮毛憔悴、枯槁，而且引起卫外机能低下，容易遭受外邪的侵袭，出现恶风、自汗等症状。

5. 开窍于鼻 鼻为呼吸和嗅觉器官。肺开窍于鼻指鼻的通气和嗅觉功能，依靠肺气作用才能正常发挥。肺气通利，则呼吸通畅，嗅觉灵敏；外邪犯肺，肺气不利，则见鼻塞、流涕、嗅觉不灵；邪热壅肺，则常出现鼻流浊涕，甚至鼻翼煽动。鼻为肺窍，肺脏通过鼻与外界直接相通，外邪犯肺，由口鼻而入。

考点：肺的生理功能

（三）脾

脾位于腹腔上部，左膈之下。脾的主要功能是主运化，主统血，主升清。脾主肌肉、四肢，开窍于口，其华在唇，与胃相表里。

1. 脾主运化 包括运化水谷和运化水液两个方面。

（1）运化水谷：指脾具有对饮食消化、吸收其营养，并把营养物质输送到心和肺，在心的化赤和肺的宣发肃降下布散到全身，以营养五脏六腑、四肢百骸、皮毛筋肉的作用。水谷精微（即营养物质）是五脏六腑维持正常的生理活动所必需的物质，依赖脾的运化才能完成。同时，饮食也是人体出生后所必需的营养物质，是气血生成的物质基础，所以称脾为"后天之本""气血生化之源"。若脾的运化功能失常，生化之源不足，可以出现食欲减弱、腹胀、便溏、乏力、消瘦和气血不足的表现。

（2）运化水液：也称为"运化水湿"。指脾对水液有吸收、转输调节水代谢的作用。脾在运输水谷精微的同时，消化吸收津液，并把津液转输到心肺而运送到周身各组织器官，以发挥其滋润濡养的作用，同时还将各组织器官利用后的水液及时转输给肾，在肾的气化作用下变成尿液输送到膀胱，排出体外。这种水液输布及代谢过程是由脾气的运化水湿、肺气的宣发肃降和肾的主水功能共同来完成的。如果脾失健运，水液不能进行正常输布，就会贮留在体内，产生痰、湿、饮，甚至水肿。《素问·至真要大论》说："诸湿肿满，皆属于脾。"

2. 脾主统血 指脾气具有统摄、控制血液循行脉道之中而不溢出脉外的功能。如果脾气虚衰，固摄血液的功能减弱，血液就会溢出脉外而出血，临床称为"脾不统血"，如便血、衄血、崩漏等。

3. 脾主升清 升，指脾气运动的特点以上升为主，故有"脾气主升"之说。"清"，指水谷精微等营养物质。"升清"，指脾气将水谷精微等营养物质吸收和上输于心、肺、头目，通过心肺的作用化生气血，以营养全身，同时维持人体内脏位置相对恒定的作用。故说"脾以升为健"。若脾不升清，水谷运化失常，气血生化无源，就会出现神疲乏力，头晕目眩，甚至可致脾气（又称中气）下陷，可见久泻、脱肛、子宫下垂以及其他内脏下垂等。

4. 脾主肌肉、四肢 指肌肉、四肢的营养来源于脾运化的水谷精微。如果脾能健运，营养供给充足，则肌肉丰满，四肢轻捷，灵活有力。反之，则营养缺乏，肌肉消瘦，四肢软弱无力。

5. 脾开窍于口，其华在唇 开窍于口，指人的食欲、口味与脾的运化功能密切相关。其华在唇，指口唇的色泽变化能反映出脾气的功能状况。脾的运化功能正常则食欲旺盛，口味正常，口唇红润有光泽；反之，则食欲减弱，口淡无味，口唇萎黄不泽。

考点： 脾的生理功能

（四）肝

肝位于腹腔，横膈之下，右胁之内。肝的主要功能是主藏血，主疏泄，主筋，开窍于目，与胆相表里。

1. 肝主藏血 指肝有贮藏血液和调节血量的生理功能。血液来源于水谷精微，生化于脾而藏于肝。肝内贮存一定的血量，既可濡养自身，以制约肝的阳气，维持肝的阴阳气血平衡，又可防止出血。调节血量可以维持人体各部分在不同生理情况下血量的相对平衡，如机体活动剧烈或情绪激动时，外周需血量增多，肝脏便向其输布血液，满足其需要；安静时，外周需血量减少，血液便贮藏于肝。肝藏血功能失常，可出现两种情况，一是肝藏血不足，见头晕、两目昏花、筋肉拘挛、屈伸不利，妇女可出现月经量少，甚至闭经等症。二是肝不藏血，出现出血现象，如咯血、呕血，妇女可出现月经过多、崩漏等症。

2. 肝主疏泄 指肝有疏通、发泄，使全身气机疏通畅达的作用。具体表现在调畅气机、调畅情志、促进运化三个主要方面。

（1）调畅气机：指肝的特点主升、主动，可以促进气的升降出入，疏通、畅达、升发。肝的疏泄功能正常，则气机调畅，经脉通利，脏腑组织协调。若疏泄功能失调，则可出现两方面的病理现象：一是疏泄减弱，升发、疏通畅达不足，形成气机不畅，产生郁结现象，出现胸胁、乳房或少腹等局部胀痛。气是血液运行的动力，气行则血行，气滞则血液运行不畅，而为瘀血。血液瘀滞可见胸胁刺痛，甚至癥瘕肿块，女性痛经、闭经的病理现象。二是表现为肝的升发太过，从而形成肝气上逆、血随气逆而出现头目胀痛，面红目赤，头晕耳鸣，易怒的病理变化，甚至出现吐血、咯血，突然昏倒，不省人事等。

（2）调畅情志：肝可疏泄、调节人的精神情志活动。情志归属于狭义之神中，包括喜、怒、忧、思、悲、恐、惊，又称七情，肝疏理气机，调畅气血，从而调节情志。肝疏泄功能正常，表现为精神愉快，心情舒畅，气血调和。若肝的疏泄功能失常，表现为疏泄过度和不足两个方面。疏泄不足则情志不舒，压抑，闷闷不乐；疏泄太过，肝气过度升发，常见急躁易怒，面目发红，头胀头痛。

（3）促进运化：胃主受纳，脾主运化，完成饮食的消化吸收作用。而肝主疏泄是保持脾胃正常消化吸收的重要条件。肝通过协调脾胃的气机升降，为脾升清、胃降浊提供保障；另外，促进胆汁分泌，有助于脾胃对水谷的消化。如果肝的疏泄不足，则脾不能正常升清，清气不上达表现为眩晕，清气在下表现为泄泻、腹胀。肝气上逆则胃不降浊，出现呕逆、嗳气。

另外，肝的疏泄功能还可调节男子的排精和女子的月经。

3. 肝主筋，其华在爪 筋乃筋膜。筋膜是连接肌肉和关节，主司运动的组织。肝主筋是说筋膜必须依赖肝血的滋养，才能有力而灵活的运动。若肝血不足，筋膜失去正常濡养，则肌肉和关节的运动失常，可出现肢体麻木、屈伸不利、筋脉痉挛、手足震颤等症状。若热邪劫津，津伤血耗，阴血不养筋而产生风象，可见四肢抽搐、角弓反张、牙关紧闭等动摇症状，即所谓"肝风内动"。

爪甲的营养来源与筋相同，爪甲是筋膜的延续。同样需要肝血的滋润和濡养。如果肝血充足，则爪甲红润；肝血不足，则爪甲枯槁，软薄，或凹陷变形。

4. 肝开窍于目 肝主藏血，肝血上注于目，营养于目；肝的经络上连目系。故肝"受血而能视"。如果肝的阴血充足，则两目有神，视觉良好；若肝的阴血不足，可出现两目干涩，视物不清或夜盲。

肝经有风热，则见目赤痒痛；肝火上炎，则见两目红赤；肝阳上亢，则见头晕目眩；肝风内动，则见两目上视。

考点：肝的生理功能

（五）肾

肾位于腰部，脊柱两侧，左右各一。肾的生理功能是藏精，主生长发育与生殖，主水，主纳气，主骨生髓，其华在发，开窍于耳和二阴，与膀胱相表里。

1. 肾主藏精，主生长发育与生殖 藏是闭藏的意思，指肾对精具有闭藏作用，不使精气无故流失。精是人体生命活动的基本物质，包括先天之精和后天之精。先天之精禀受于父母，与生俱来，是人体生育繁殖、构成人体的原始物质，并依靠后天之精的滋养而充实、壮大。

后天之精主要来源于脾胃化生的水谷精微。由脾胃化生后，转输到五脏六腑，成为五脏六腑之精气。脏腑之精充盛，除供应本身生理活动需要外，其剩余部分会被贮藏在肾。当五脏六腑需要时，肾会将所藏的精气重新供给五脏六腑。肾中精气是五脏六腑的根本，肾精的盛衰对各脏腑的功能都有相应影响。如果肾中精气不足，可导致其他脏腑虚损。

肾精是胚胎发育的原始物质，是生命的基础，又能促使生殖功能的成熟。人出生以后由于先天之精和后天之精的相互滋养，从幼年开始，肾的精气逐渐充盛，发育到青春期便会产生一种促进生殖功能成熟的物质，被称作天癸。于是男子产生精液，女子按时来潮，性功能成熟，具备了生殖能力。人从中年进入老年，肾精也由充盛而逐渐趋向亏虚，天癸的生成亦随之而减少，逐渐耗竭，生殖能力随之下降以至消失。肾中精气的盛衰变化，也体现出人体生、长、壮、老、已的不同生理状态。所以说肾精对人体的生长、发育和生殖功能起着决定性的作用，为人体生长发育之根本。因此对于生长发育迟缓、生殖功能异常、未老先衰以及预防衰老等在临床上多从肾中精气着手。

链接

人体生殖功能盛衰规律

《素问·上古天真论》曰："女子七岁，肾气盛，齿更发长；二七而天癸至，任脉通，太冲脉盛，月事以时下，故有子；三七，肾气平均，故真牙生而长极；四七，筋骨坚，发长极，身体盛壮；五七，阳明脉衰，面始焦，发始堕；六七，三阳脉衰于上，面皆焦，发始白；七七，任脉虚，太冲脉衰少，天癸竭，地道不通，故形坏而无子也。丈夫八岁，肾气实，发长齿更；二八，肾气盛，天癸至，精气溢泻，阴阳和，故能有子；三八，肾气平均，筋骨劲强，故真牙生而长极；四八，筋骨隆盛，肌肉满壮；五八，肾气衰，发堕齿槁；六八，阳气衰竭于上，面焦，发鬓颁白；七八，肝气衰，筋不能动，天癸竭，精少，肾脏衰，形体皆极；八八，则齿发去。肾者主水，受五脏六腑之精而藏之，故五脏盛，乃能泻。今五脏皆衰，筋骨解堕，天癸尽矣，故发鬓白，身体重，行步不正，而无子耳。"

2. 肾主水液 指肾具有主持和调节人体水液代谢的作用，故称肾为水脏。水液通过胃的受纳，脾的转输，肺的宣降，三焦的决渎，膀胱的气化等共同作用，清者运行到脏腑，发挥滋润和濡养作用；浊者化为汗液和尿液，排出体外。在这一系列的生化代谢过程中，肾的蒸腾气化使肺、脾、三焦等脏腑在水液代谢中发挥各自的生理作用。如果肾主水的功能失调，气化功能减弱，开阖失度，则会出现尿少、水肿，或尿量增多、遗尿等症。

3. 主纳气 指肾具有摄纳肺吸入之气，使之保持一定深度从而调节呼吸的作用。"肺为气之主"、"肾为气之根"。人体正常的呼吸运动是肺肾相互协调的结果。具体而言，呼吸运动由肺所主，但吸入之气必须保持一定深度，并下达于肾，由肾气为之摄纳，才能为一身之用。肾气充足，摄纳正常，则呼吸调匀。肾气不足，摄纳无权，呼吸深度不够，可出现呼吸表浅、动则气喘、呼多吸少等症，被称为"肾不纳气"。

4. 主骨、生髓、通于脑，其华在发 肾藏精，精生髓，髓包括骨髓、脊髓和脑髓。髓藏于骨腔以养骨，称骨髓；位于脊髓管内称脊髓；脊髓上通于脑，汇聚成脑髓，故称"脑为髓海"。髓为肾精变化而成，故脑的发育健全、骨的生长修复均与肾精密切相关。如果肾精充足，则能化生足够的髓，骨得髓的滋养而坚强有力、发育旺盛、骨质致密；脑得髓的滋养而思维敏捷、耳聪目明、记忆力强。如果肾精不足，髓海空虚，骨髓失充，小儿囟门迟闭，骨软无力，甚至发育不良，生长迟缓；成人常出现腰腿酸软，步履蹒跚，甚至脚痿不能行动；老人骨质疏松、易骨折且愈合不良。肾精不足，脑髓空虚，小儿大脑发育不全、智力低下，甚至痴呆；成人记忆力减退、精神萎靡、反应迟钝、头晕耳鸣、失眠健忘。

"齿为骨之余"，牙齿依赖肾精的充养。肾精充足，牙齿坚固、完整。肾精不足，小儿牙齿生长迟缓，成人牙齿易松动脱落。

其华在发，是说肾精的充盈与否反映在发。头发的营养虽源于血，但其生机却根植于肾。因为肾藏精，精能化血，精血旺盛，则毛发壮而润泽。所以说头发的生长和脱落、润泽和枯槁，都与肾中精气和血有关。若久病肾虚，头发稀疏、枯槁、脱落，甚至未老先衰、早脱、早白。

5. 开窍于耳及二阴 耳的听觉功能，前阴的排尿和生殖功能，以及后阴的排便功能与肾密切相关。肾的精气上通于耳，肾的经脉上行于耳，耳的听觉依赖于肾气的充养。肾中精气充足，听觉灵敏；肾精不足，则出现耳鸣、听力减退。如老年人肾精虚弱，耳朵滋养减弱，常出现听力减弱、重听等。

二阴，指前阴与后阴。前阴有排尿和生殖作用，后阴有排泄粪便功能。尿液的排泄虽在膀胱，但依赖肾的气化，而人体的生殖功能为肾所主。因此，尿频、遗尿、尿失禁以及尿少或尿闭，均与肾的气化失调有关。大便的排泄虽然通过后阴，但也受到肾气温煦。临床上肾阳不足，可致大便秘结或泄泻，甚至久泻滑脱；如肾阴不足，亦可便秘。故"肾主司二便"。

考点： 肾的生理功能

附：命门

关于命门的位置有以下几种观点：①左肾右命门说；②两肾总号命门说；③两肾之间为命门；④命门为肾间动气说。

关于命门的功能，有以下几种认识：①命门为元气所系，是人体生命活动的原动力；②命门藏精舍神，与生殖功能密切相关；③命门为水火之宅，包括肾阴、肾阳的功能；④命门寓真火，为人体阳气之根本。

一般认为，肾阳为命门之火，肾阴为命门之水。肾阴即真阴、元阴；肾阳即真阳、元阳。古人言命门，是强调肾中阴阳的重要性。

二、六　　腑

（一）胆

胆与肝相连，附在肝的短叶间。胆是中空的囊状器官，内藏胆汁。

胆的主要功能是：贮藏和排泄胆汁。胆汁是由肝脏形成和分泌，贮藏在胆，通过胆管排泄到小肠，参与消化食物。肝脏的疏泄功能正常，胆汁排泄通畅，脾的运化功能正常。反之，则脾的运化功能减弱，消化不良；如果胆汁上逆，还会出现口苦，呕吐苦水。若胆汁不循常道，则出现黄疸。

从形态上看，胆为中空器官，类似腑，故归属于六腑；但本身又可贮藏胆汁，与脏的贮藏精气的功能相似，与六腑有别，又归于"奇恒之腑"。

另外，中医认为人的勇、怯与胆有关，胆主决断。故胆怯、易惊、善恐、失眠等神志病变从胆治疗。

（二）胃

胃位于横膈之下，上接食管，下通小肠。其主要功能是受纳、腐熟饮食，主通降，以通为顺，以降为和。

1. **主受纳、腐熟饮食** 受纳指饮食入口，经过食管，容纳于胃，故称胃为"水谷之海"。腐熟指胃把受纳的饮食物腐熟消磨，变成食糜，并下传小肠。如胃的受纳减弱，则厌食；如果胃腐熟不能，则胃脘胀痛，嗳腐酸馊。当然，胃受纳腐熟水谷的功能必须以脾健运为前提。脾胃的这种功能称为"胃气"，在脉象上亦可反映，即脉搏和缓有力，不快不慢，称有"胃气"。"人以胃气为本"，有胃气则生，无胃气则死。

2. **主通降，以通为顺，以降为和** 这是胃的特性。饮食入胃，经胃腐熟消化后，下行受盛于小肠，再经过小肠分清泌浊，分为营养物质和食物残渣两部分；食物残渣下传到大肠，变为粪便排出体外。胃肠虚实更替的状态是由胃气通畅下行作用来完成的，保持胃的通降，才能继续胃的受纳。所以胃气以通为顺，以降为和。若胃气失于通降，胃不受纳，还会导致胃气上逆，出现纳呆、恶心、呕吐等症。

考点：胃的生理功能

（三）小肠

小肠位于腹中，上端接幽门与胃相通，下端接阑门与大肠相连。小肠是机体对饮食进行消化、吸收并输布其精微，下传糟粕的重要器官。小肠的主要功能是受盛化物，泌别清浊。

1. **受盛化物** 受盛，以器皿盛装物品的意思；化物，具有变化、消化、化生的意思。小肠受盛化物的功能体现于两个方面：一是小肠接收盛装经过胃初步消化的食糜；二是这些饮食必须在小肠内有相当长的时间停留，以便进一步将饮食转化为精微物质并吸收。若受盛化物功能失调，可出现腹泻、便溏等症。

2. **泌别清浊** 泌是分泌；别是分别；清为水谷精微和津液；浊为食物残渣和代谢后的剩余水分。小肠泌别清浊功能表现在两个方面：一是胃腐熟的食物进入小肠后，小肠经过充分的消化，分别清浊；二是对属于清的水谷精微和津液进行吸收，而把属于浊的糟粕传送到大肠，同时，多余的水分在肾的气化作用下形成尿液经膀胱排出体外。若其泌别清浊功能失调，清浊不分，可出现肠鸣、腹泻、尿少、小便不利等症。治疗此类腹泻，临床常采用"利小便以实大便"的方法。

考点：小肠的生理功能

（四）大肠

大肠上端接小肠，下通肛门，主要功能是传化糟粕。大肠接收来自小肠泌别清浊后的食物残渣，再吸收其中的水液，形成粪便，经肛门排出体外。大肠的传导作用是胃降浊作用的延伸，同时也与肺的肃降和肾的气化有关。若大肠的传化功能失调，不能吸收水分，则出现大便溏泄、肠鸣等症；若大肠津亏，可见大便秘结。

（五）膀胱

膀胱位于小腹中央，上有输尿管与肾相通，下连尿道，开口于前阴。膀胱的主要功能是贮尿和排尿。人体水液代谢通过肺、脾、肾、三焦等脏腑的作用，布散到全身，多余的水液下归于肾，经过肾的气化作用变成尿液，下输膀胱，尿液在膀胱内潴留至一定量时，则会产生尿意以便及时排出体外。若肾的气化不利，就会出现小便不利，甚至尿闭；若肾的固摄功能减弱，不能约束和控制小便，人体就会出现尿频、尿多、小便失禁、遗尿等症。

（六）三焦

三焦是上焦、中焦、下焦的合称，为六腑之一。对三焦的认识，历来有许多不同的看法。一般认为三焦不是一个独立的内脏器官，而是包含了胸腹腔上、中、下三部有关的脏腑及其部分功能。从三焦的部位和有关脏腑及其功能来说，上焦指横膈以上胸腔部位，包括心、肺两脏，概括了主气和输布血液的功能；中焦指横膈以下至脐的上腹部位，包括脾、胃等脏腑，概括了主腐熟、运化水谷、化生血液的功能（即指脾的消化、吸收和转输营养物质的功能）；下焦指脐以下的下腹部位，包括肝、肾和膀胱等脏腑，概括了泌别清浊，排泄小便，同时也包括肠道的排泄功能。

三、奇恒之腑

奇恒之腑，包括脑、髓、骨、脉、胆、女子胞六个器官。所谓"奇恒"，是不同于一般之意。这些器官既不同于脏，也不同于一般的腑。它们在形态上多属中空而与腑相似，在功能上，贮藏精气，与脏相似。胆的功能与脏的贮藏精气的功能相似，与六腑有别，所以又把它归属于"奇恒之腑"。奇恒之腑中除胆为六腑有表里配合外，其余都没有，也没有五行的配属，这是不同于五脏六腑的又一个特点。髓、骨、脉、胆的生理功能，前面已论述，本节只介绍脑与女子胞。

（一）脑

脑与脊髓相通，脑居于颅内，由髓汇聚而成。由于肾主藏精，精能生髓，髓充养大脑，所以脑的功能与肾密切相关。脑与精神活动以及听觉、视觉和语言等功能有关。若肾精不足，髓海空虚，则头晕、目眩、耳鸣、健忘。但值得注意的是，中医藏象学说中把精神、意识、思维活动归于心而分属于五脏。认为心为君主之官，五脏六腑之大主，神明之所出，精神之所舍，称为"心藏神"。神、魂、魄、意、志五种不同的表现分别归属于心、肝、肺、脾、肾五脏。神虽分属于五脏，但与心、肝、肾的关系更为密切。脑的生理病理与五脏休戚相关，故脑之为病亦可从脏腑论治。

（二）女子胞

女子胞，又称"子宫"，位于小腹正中，是女性的内生殖器官，有主持月经和孕育胎儿的作用。肾藏精，主生殖。肾精充盈到一定程度，产生一种促进人体生长发育和生殖的物质，即"天癸"。在"天癸"的促发下，女子发育成熟，月经来潮。冲、任二脉，同起于小腹，冲为"血海"，任主胞胎。十二经气血充盈，才能溢入冲任二脉，经冲任二脉的调节，注入子宫，发生月经，具备生殖和养育胞胎的作用。冲任二脉的盛衰，又受"天癸"调节，若肾气虚弱，冲任亏虚，就会出现月经不调、闭经或不孕，或孕而胎漏、滑胎、小产。由于月经离不开气血的充盈与血液的调节，故子宫与心、肝、脾的关系也较密切。若此三脏功能失调，亦会影响胞宫功能。

四、脏腑之间的关系

（一）脏与脏之间的关系

1. **心与肺**　心主血，肺主气；心主行血，肺主呼吸。心与肺的关系是气和血的关系。心主血脉，上朝于肺，肺主宗气，贯通心脉，心与肺相互配合，保证气血正常运行，维持人体各脏腑、组织、器官的功能活动。心血与肺气相互依赖，相互促进，气为血之帅，气行则血行；血为气之母，血至气亦至。病理上，若肺气虚弱，宗气生成不足，则心推动血液无力，血液运行不畅，日久便形成心血瘀阻，就会出现胸痛、唇青舌紫等症。反之，心主血脉功能减退，血液运行不畅，也会影响肺的宣发和肃降，从而出现咳嗽、喘息等症。

2. **心与脾**　心主血而行血，脾生血又统血，所以心与脾的关系主要是主血与生血、行血与统血的关系。如果脾气虚弱，运化失职，血的化源不足，就会导致心血虚；若思虑过度，直接伤脾，暗耗心血，导致脾气虚和心血虚同时发生的心脾两虚证候。

3. **心与肝**　心主血，肝藏血，共同维持血液的正常运行。心的行血功能正常，则肝有所藏；若肝不藏血，心无所主则血液运行异常。心主神志，肝主疏泄，共同维持正常的精神情志活动，若心火亢盛引动肝火，可见心烦失眠、急躁易怒等。

4. **心与肾**　心位于上，属火；肾位于下，属水。心肾之间相互依存，相互制约的关系，称为心肾相交，又称水火相济。如肾水不足，不能上滋心阴，会使心火独亢，出现心烦、失眠、多梦、遗精等症，称为"心肾不交"。

5. **肺与脾**　气的生成主要依赖于肺的呼吸和脾的运化功能。若肺气虚影响到脾，或脾气虚累及肺，均可见咳嗽、懒言、食少、便溏、乏力等肺脾两虚证。只有肺的宣降、通调水道与脾运化水液的功能协调配合，才能维持津液的代谢、正常输布和排泄。若脾失健运，聚湿生痰影响肺的宣降，可出现咳嗽、痰多、气喘等症。

6. 肺与肝 肺主肃降，肝主升发，升降协调，气机调畅。若肝升太过或肺失肃降，均可导致气火上逆而出现咳嗽、咯血等。

7. 肾与肺 肾与肺的关系主要表现在水液代谢和呼吸运动两方面。肾是主水之脏，肺宣发肃降和通调水道的作用必须依赖于肾的蒸腾气化；反之，肾的主水功能也必须依赖于肺的宣发肃降和通调水道的作用。两脏相互协调对完成人体正常的水液代谢起着重要作用。若肺的宣降、通调功能失职，或肾的气化功能不利，将导致严重的水液代谢障碍，出现咳逆、喘息不得卧、水肿等症。

肺主气，肾主纳气。肺的呼吸功能需要肾的纳气功能来保持一定的深度才能正常。肾气充盛，吸入之气才能经肺的肃降而下纳于肾。若肾的纳气功能减弱，可出现呼多吸少、动则喘甚的表现。故有"肺为气之主""肾为气之根"之说。

8. 肝与脾 肝主疏泄，脾主运化；肝藏血，脾统血。肝气疏泄正常，不但能促进胆汁的分泌和排泄，更能调畅气机，协助消化，使脾的运化正常。而脾气强盛，统血有权，又可以使肝血充盈，从而保证肝气舒畅条达。若肝失疏泄，则可影响脾胃的升降，发生肝脾或肝胃不和的症状。

9. 脾与肾 脾为"后天之本"，脾的运化需要肾阳维系。肾为"先天之本"，肾主藏精，肾中精气依赖水谷精微的不断充养。如肾阳不足，不能温煦脾阳，或脾阳久虚，损及肾阳，最终将导致脾肾阳虚证。

10. 肝与肾 肝藏血，肾藏精，精血之间能相互资生、相互转化。肝阴、肝血的化生，依赖于肾精的气化；肾精的充盈，也依赖于肝血的滋养。精能生血，血能化精，这就是"精血同源"或"肝肾同源"。在病理上，肾精亏损可致肝血（肝阴）不足，肝血（肝阴）久虚也可导致肾精亏损。因此在治疗肝阴虚或肾阴虚时，常用肝肾同补之法。

此外，肝主疏泄，可以调节男子排精和女子月经。肾主藏精，主生长发育、生殖。两者也必须保持协调，才能保证男子排精和女子月经的正常。

（二）脏与腑之间的关系

脏与腑，是阴阳表里配合的关系。脏属阴，腑属阳；阳主表，阴主里。脏腑之间通过经脉的相互络属，构成表里关系。

1. 心与小肠 心与小肠相表里。若心经实火循经移热于小肠，则见尿少、尿赤等小肠症状；反之，小肠有热，也可以循经上传于心，出现心烦、口舌生疮、舌赤糜烂等。

2. 肺与大肠 肺与大肠相表里。若肺失肃降，可影响大肠的传导，出现大便困难；若大肠壅滞不通，可引起肺气不利，出现咳嗽。

3. 脾与胃 脾与胃相表里。如脾运化失职，可影响胃的受纳与和降，出现受纳减弱、恶心呕吐；反之，胃的和降失常，又会影响脾的升清和运化，出现腹胀、腹泻等症。

4. 肝与胆 肝与胆相表里。如肝气郁滞，影响胆汁的排泄，胆腑湿热，影响肝的疏泄，可出现肝胆气滞、肝胆湿热证。

5. 肾与膀胱 肾与膀胱相表里。若肾气不足，气不化水，则膀胱无液可存，出现尿少、无尿之症；若肾固摄功能减弱，则会出现尿多、遗尿之症。

（三）腑与腑之间的关系

六腑之间的关系，体现在饮食物的消化吸收、津液的生成输布、糟粕的形成和排泄等过程中的相互联系和紧密协调。由于六腑传化水谷，不断受纳排空，故有"六腑以通为顺""六腑以通为用"之说。

第2节 精、气、血、津液

案例导入 3-2

杜某，女，53岁。半个月前因与家人争吵后情绪抑郁，以致嗳气频频，呃逆不断，胸闷如有物阻，胁痛口苦，舌质淡红，苔白而腻，脉弦。

思考与讨论：请分析该病的机制？与哪些脏腑有关？

精、气、血和津液是构成人体和维持人体生命活动的基本物质。人体内精、气、血、津液和脏腑、经络等组织器官之间，在生理上始终存在互为因果的密切关系。

一、精

精是构成和维持人体生命活动的基本物质。精的概念有广义和狭义之分。广义之精，泛指一切精微，包括肾所藏的精气、脏腑之精、水谷精微、气、血、津液，以及自然界的精微物质。狭义之精，指肾中所藏的生殖之精，是促进人体生长发育和生殖的基本物质。肾中之精有先天和后天之分。先天之精禀受于父母，是构成脏腑组织的原始生命物质。后天之精来源于脾胃运化的水谷精微。精的主要生理功能是生殖繁衍，促进人体的生长发育，生髓化血，滋养脏腑。

二、气

（一）气的概念

气是构成和维持人体生命活动的基本物质，具有运动的属性。

（二）气的生成和运动

气的生成来源有三个方面，即禀受于父母的先天之精气、饮食物中所化生的水谷之精气、肺所吸入的自然界之清气。所以，气的生成与先天禀赋、后天营养，以及肾、脾胃、肺的功能密切相关，其中脾胃的功能尤为重要。

气在人体内不停地运动，运动的基本形式是升、降、出、入。气的升降出入运动，称作"气机"。人体脏腑经络的生理活动是气升降出入运动的具体体现。如肺的呼吸功能，呼气体现了"出"和"升"的运动，吸气体现了"入"和"降"的运动；脾胃的消化功能表现为脾升清、胃降浊。气的升降出入运动协调平衡，称作"气机调畅"；若气的升降出入运动平衡失调，称作"气机失调"，出现气滞、气逆等病理现象。

（三）气的功能

1. **推动作用** 气是活力很强的精微物质，对人体的生长发育，脏腑、经络等组织器官的生理活动，血的生成和运行，津液的生成、输布和排泄等，均起着激发和促进作用。若气的推动作用减弱，可见生长发育迟缓或早衰，脏腑、经络功能减弱，血行瘀阻，水液停聚等病变。

2. **温煦作用** 气是人体热量的来源。人体正常体温的维持，脏腑经络等组织器官的生理作用，血和津液的正常循行均依赖于气的温煦作用。若气的温煦作用减弱，可出现体温下降、四肢不温、血和津液运行迟缓等寒象。

3. **防御作用** 气具有护卫机体，抗御外邪的作用。若气的防御功能减弱，抵抗力下降，则机体易患疾病。

4. **固摄作用** 气对体内的血、津液等液态物质具有防止其流失的作用，对脏腑有固护作用。若气的固摄作用减弱，可出现衄血、崩漏、自汗、尿失禁、脏器下垂等症。

5. **气化作用** 气化指通过气的正常运动而产生的各种变化。气的运动促进了精、气、血、津液各自的新陈代谢和相互转化。如饮食物转化成水谷精气，再化成气、血、津液，最后经代谢转化成汗液、尿液、糟粕等，都是气化作用的具体表现。若气化功能异常，可导致各种代谢异常的病变。

（四）气的分类

1. 元气 又称"原气""真气"。元气根源于肾，由先天之精所化生，又依赖后天之精的充养，经三焦通达全身。元气的主要功能是推动人体的生长发育，调节和激发脏腑、经络等组织器官的生理活动，是人体生命活动的原动力。

2. 宗气 是由肺吸入的清气和脾胃运化的水谷精气结合而成的。宗气聚集于胸中，上出咽喉，下蓄丹田。宗气的主要功能：一是走息道以行呼吸，二是贯心脉以行气血。凡语言、声音、呼吸的强弱，以及气血的运行，心脏搏动的强弱和节律等均与宗气的盛衰有关。

3. 营气 又称"荣气"，主要由水谷精微所化生，是富有营养作用的一种气。营气分布在血脉之中，成为血液的组成部分，循行全身，常以"营血"并称。营气的主要功能是化生血液，营养脏腑、经络等组织器官。

4. 卫气 卫气与营气相对而言，由脾胃运化的水谷精微中活力最强、运动迅速、卫外有力的部分所化生。卫气行于脉外。它的主要功能有三个方面：一是护卫肌表，防御外邪；二是温养脏腑，润泽皮毛；三是控制汗孔的开阖，调节体温。

三、血

（一）血的概念

血，即血液，是循行于脉管中的红色液体，是构成人体和维持人体生命活动的基本物质。

（二）血的生成

血主要由营气和津液组成。两者皆来源于脾胃运化的水谷精微。饮食物经过脾胃的消化吸收后，其精微部分化生为营气，通过心肺的气化作用注之于脉，化赤为血。此外，精血同源，精可化血，精也是化生血液的基本物质。血的生成主要与脾胃、心肺肝肾等脏有关。

（三）血的功能

血具有营养和滋润全身的生理功能。血的濡养功能主要体现在使面色红润、肌肉壮实、皮毛润泽等。若血虚失养，可出现头晕目眩、面色不华、毛发干枯、肢端麻木等症。此外，血是神志活动的物质基础，血液充盈则精神充沛，思维敏捷；血液亏虚则见心悸、失眠、多梦、健忘等症。

（四）血的循行

血在脉管中的正常循行主要依赖气的推动和固摄作用。心主血、肺主气和肝主疏泄的综合作用是血液循行的动力；脾统血和肝藏血的作用能固摄血液在血管之中正常运行，不溢出血管之外。此外，脉道是否通利、血的寒热，也直接影响着血液的运行。

四、津　液

（一）津液的基本概念

津液，是人体内一切正常水液的总称。其中清稀者为津，稠厚者为液。津液包括各脏腑、组织器官内的液体及其正常的分泌物，如胃液、肠液、涕、泪等。津液也是构成人体和维持人体生命活动的基本物质。

（二）津液的生成、输布和排泄

津液的生成依赖于脾胃对饮食物的运化功能。津液的输布主要依赖脾的运化水液、肺的通调水道、肾的气化、肝的调畅气机等协调完成。津液的代谢产物以汗、尿、便等形式排出体外。在津液的输布与排泄过程中，肺、脾、肾三脏的功能正常与否起着主要的协调平衡作用。

（三）津液的功能

津液有滋润、濡养的作用。津液布散全身以滋养五脏六腑等组织器官，津液在血脉之内，又是血液的组成部分。

第3节　藏象学说在中医药学中的应用

一、说明人体是以五脏为中心的整体观

人体是以五脏为中心的整体。心与小肠、肝与胆、脾与胃、肺与大肠、肾与膀胱、心包络与三焦相互对应，互为表里。脏在里，属阴；腑在表，属阳。脏与腑之间的表里关系是由经脉来联系的，脏的经脉络于腑，腑的经脉络于脏，彼此经气相通，相互作用，两者在生理上既对立又统一，在病理上也相互影响，相互传变。各个脏腑，相互联系，共同构成一个有机整体。

二、说明人体的生理病理变化

在正常生理情况下，脏腑功能正常，气血调和，身体健康，可从外表相关组织器官反映出来。如心主血脉功能正常，则脸色红润等。脏腑功能失调，同样也会出现相应的病理变化，反映在相应的组织器官。如心火上炎，出现口舌生疮等。

三、指导临床诊断、用药

中医辨证的核心理论为藏象学说，它是脏腑辨证的理论基础，根据脏腑的生理功能，推断出相应的病理变化，根据在外的表现综合分析归纳得出反映疾病本质的证型，这就是诊断过程。根据诊断结果，就可以选择合适的药物进行治疗。

自 测 题

单项选择题

1. 下列脏腑中既属六腑又属奇恒之腑的是（　　　）

   A. 三焦　　　　B. 膀胱　　　　C. 胆

   D. 女子胞　　　E. 脑

2. 下列属于肾的生理功能的是（　　　）

   A. 主气　　　　B. 纳气　　　　C. 生气

   D. 调气　　　　E. 养气

3. 精气血津液之间相互转化依靠气的（　　　）

   A. 推动作用　　B. 温煦作用　　C. 防御作用

   D. 固摄作用　　E. 气化作用

4. 称为全身阴阳之根本的脏是（　　　）

   A. 心　B. 肝　C. 脾　D. 肺　E. 肾

5. 脾的所有功能之中最基本的是（　　　）

   A. 主运化　　　B. 主升清　　　C. 主统血

   D. 主四肢　　　E. 主肌肉

6. 内脏下垂与哪脏功能失调有关（　　　）

   A. 心　B. 肝　C. 脾　D. 肺　E. 肾

7. 脾为气血生化之源的生理学基础是（　　　）

   A. 气能生血　　B. 人以饮食为本

   C. 脾主升清　　D. 脾主运化水谷精微

   E. 脾为后天之本

8. 肺的最主要的生理功能是（　　　）

   A. 主气　　　　B. 司呼吸　　　C. 通调水道

   D. 主宣发和肃降　　　E. 主皮毛

9. 在肝主疏泄的各种生理作用中最根本的是（　　　）

   A. 调畅气机　　　　　B. 调畅情志

   C. 调节脾胃的升降　　D. 调节胆汁分泌和排泄

   E. 调节女子的月经和男子的排精

10. 被称为髓海的是（　　　）

    A. 脑　　　　　B. 女子胞　　　C. 肾

    D. 骨　　　　　E. 胃

11. 脏与脏之间的关系表现为气血关系的是（　　　）

    A. 心肺　　　　B. 肺肝　　　　C. 脾肾

    D. 肝肾　　　　E. 肺肾

12. 具有调节女子的月经和男子的排精功能的两脏是（　　　）

    A. 脾肾　　　　B. 心肾　　　　C. 肝肾

    D. 肺肾　　　　E. 肝脾

13. 肺主一身之气，主要取决于（　　　）

    A. 气机调节　　B. 宣发布散　　C. 呼吸运动

    D. 宗气生成　　E. 以上都不是

14. 心主血脉的生理功能主要依赖于（　　　）

    A. 心神的作用　　　　B. 心气的作用

    C. 脉气的作用　　　　D. 血的作用

    E. 以上都不是

15. 主"受盛化物"的脏腑是（　　　）

    A. 胃　　　　　B. 脾　　　　　C. 大肠

    D. 小肠　　　　E. 以上都不是

16. 关于肺的生理功能正确的是（　　　）

    A. 主行血　　　　　　B. 主统血

    C. 主通调水道　　　　D. 主纳气

E. 主水

17. 被称为"后天之本"的脏腑是（　　）
　　A. 脾　　B. 胃　　C. 肺　　D. 肝　　E. 心

18. 被称为"先天之本"的脏腑是（　　）
　　A. 心　　B. 肝　　C. 肺　　D. 肾　　E. 脾

19. 与气的生成密切相关的脏腑是（　　）
　　A. 心肺肝脾　　　B. 肾肝脾　　　C. 肺肾脾
　　D. 心肝脾　　　　E. 脾肾

20. 胆汁的分泌和排泄是否正常，与以下哪项关系最密切
　　（　　）
　　A. 脾主运化　　　B. 胃的受纳　　C. 肝的疏泄
　　D. 小肠的受盛化物　　E. 大肠的传导

21. 联系心和肺的纽带是（　　）
　　A. 元气　　　B. 真气　　　C. 清气
　　D. 宗气　　　E. 营气

22. "夺血者无汗，夺汗者无血"的理论依据是（　　）
　　A. 气能生血　　B. 气能化津　　C. 气能摄血
　　D. 津能载气　　E. 津血同源

23. 易于感冒是气的哪一种功能减退的表现（　　）
　　A. 推动作用　　B. 温煦作用　　C. 防御作用
　　D. 固摄作用　　E. 气化作用

24. 气随汗脱的理论依据是（　　）

A. 气能生津　　B. 气能化津　　C. 气能摄津
D. 津能载气　　E. 以上均非

25. 主管脏腑功能活动是气的（　　）
　　A. 推动作用　　B. 温煦作用　　C. 防御作用
　　D. 固摄作用　　E. 气化作用

26. 人体最根本、最重要的气是（　　）
　　A. 元气　　B. 宗气　　C. 营气
　　D. 卫气　　E. 以上均非

27. 推动人体生长发育，激发各脏腑经络等组织生理功能
　　是气的（　　）
　　A. 推动作用　　B. 温煦作用　　C. 防御作用
　　D. 固摄作用　　E. 气化作用

28. 与语言、声音、呼吸强弱有关的气是（　　）
　　A. 元气　　B. 宗气　　C. 营气
　　D. 卫气　　E. 以上均非

29. 具有营养全身和化生血液作用的气是（　　）
　　A. 元气　　B. 宗气　　C. 营气
　　D. 卫气　　E. 以上均非

30. 具有调节汗孔开合作用的气是（　　）
　　A. 元气　　B. 宗气　　C. 营气
　　D. 卫气　　E. 以上均非

（林柳艺）

第 **4** 章

经　络

经络学说是研究人体经络的组成、循行分布、生理功能、病理变化及其与脏腑相互关系的学说，是中医药学理论体系的重要组成部分。

经络理论贯穿于中医的生理病理、诊断治疗、养生保健等各个方面，对临床各科，特别是针灸、推拿、气功等具有非常重要的指导意义。

> **链接**
>
> 针灸医学与腧穴
>
> 针灸医学是中医药学中最富特色的组成部分之一，是首批国家级人类非物质文化遗产。针灸医学主要采用针刺和艾灸两种方法来治疗疾病，具有适应证广、疗效明显、操作简便、经济安全等特点，治疗范围涵盖了内、外、妇、儿、皮肤、五官等科200余种病证。
>
> 腧穴即穴位，是人体脏腑经络气血输注于体表的部位。它既是疾病的反应点，又是治疗疾病的刺激点。人体腧穴分为经穴、经外奇穴和阿是穴三类。

第1节　经络的概念和经络系统

一、经络的概念

经络是经脉与络脉的总称，是人体运行气血、联络脏腑组织、沟通上下内外的通路。经，又称经脉，有路径之意，为人体纵而直行的主干线，多循行于人体的深部；络，又称络脉，有网络之意，为经脉别出的分支，比经脉细小，走于表。经脉与络脉相贯，遍布全身，把人体五脏六腑、肢体官窍及皮肉筋骨等组织紧密地联结在一起，形成统一的有机整体，从而保证人体生命活动的正常运行。

二、经络系统的组成

经络系统是由经脉、络脉及其连属部分组成的。其中经脉和络脉是主体（图4-1）。

（一）经脉

1. **正经**　有十二条，即手足三阴经和手足三阳经，合称"十二经脉"。十二经脉有一定的起止、循行部位和交接顺序，在肢体的分布和走向有一定的规律，直接络属脏腑，是人体运行气血的主要通道。

2. **奇经**　有八条，即督脉、任脉、冲脉、带脉、阴跷脉、阳跷脉、阴维脉、阳维脉，合称"奇经八脉"。奇经八脉具有统率、联络、调节十二经脉气血盛衰的作用。

（二）络脉

络脉是由经脉分出的行于浅表的支脉，包括十五络脉、孙络和浮络。

1. **十五络脉**　由十二经脉、任脉、督脉各别出一络，加上脾经另有一条大络，共同组成十五络脉，合称"十五别络"，较为粗大，是络脉的主要部分。其主要功能是加强阴阳表里两经之间的联系，并有渗灌气血的作用。

2. **浮络**　是循行于人体浅表部位的络脉。

3. **孙络**　是络脉中最细小的分支。

（三）连属部分

1. **十二经别**　是十二经脉别出的分支，它们分别起于四肢，循行于体内，联系脏腑，出于颈项浅部，上达头面部，又称为"别行之正经"。其主要生理功能是沟通表里经脉，加强脏腑之间的联系，并补充十二正经循行的不足。

2. **十二经筋**　是十二经脉之气"结、聚、散、络"于筋肉、关节的体系，为十二经脉的连属部分，是十二经脉循行部位上分布于筋肉系统的统称。它有连缀四肢百骸，主司关节运动的作用。

3. **十二皮部**　是十二经脉在体表一定部位的反应区。全身皮肤是十二经脉功能活动反映于体表的部位，所以把全身皮肤分为十二个部分，分属于十二经脉，合称"十二皮部"。

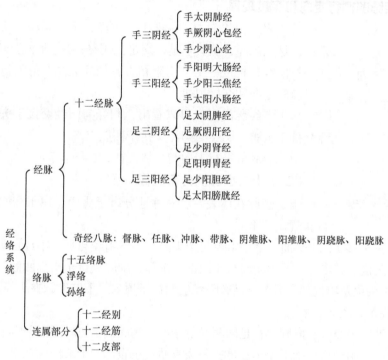

图 4-1　经络系统的组成

第 2 节　十 二 经 脉

一、命名与分类

十二经脉是以各经脉所络属的脏腑属性和在肢体循行部位的不同，结合阴阳理论而命名的。隶属于五脏的经脉为阴经，隶属于六腑的经脉为阳经；循行在上肢的经脉为手经，循行于下肢的经脉为足经；循行在肢体内侧面的经脉为阴经，属脏；循行在肢体外侧面的经脉为阳经，属腑；同时结合所连属的脏腑名称而命名。因此，十二经脉中每一经脉的名称包括手或足、阴或阳、脏或腑三部分。三阴三阳是从阴阳之气的盛衰来划分的：阴气最盛为太阴，其次为厥阴，再次为少阴；阳气最盛为太阳，其次为少阳，再次为阳明。具体见表 4-1 所示。

表 4-1　十二经脉名称及分布

	阳经 （属表属腑络脏）	阴经 （属里属脏络腑）	循行部位 （阳经行于外侧，阴经行于内侧）	
手	手阳明大肠经	手太阴肺经	上肢	前缘
	手少阳三焦经	手厥阴心包经		中线
	手太阳小肠经	手少阴心经		后缘
足	足阳明胃经	足太阴脾经△	下肢	前缘
	足少阳胆经	足厥阴肝经△		中线
	足太阳膀胱经	足少阴肾经		后缘

注：△在小腿下半部，脾经在中线，肝经在前缘。至内踝上 8 寸处交叉之后，脾经在前缘，肝经在中线。

二、走向、交接与分布规律

（一）十二经脉的循行走向和交接规律

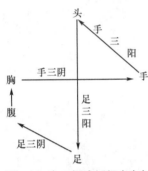

图 4-2　十二经脉循行走向与
交接规律示意图

　　手三阴经，从胸走手，交手三阳经；手三阳经，从手走头，交足三阳经；足三阳经，从头走足，交足三阴经；足三阴经，从足走腹（胸），交手三阴经，构成一个"阴阳相贯，如环无端"的循行径路，这就是十二经脉的走向和交接规律。

　　从十二经脉的走向可以看出，阳经与阳经交接于头面部，阴经与阴经交接于胸腹，阴经与阳经交接于四肢末端。

　　十二经脉的循行走向与交接规律，如图 4-2 所示。

（二）十二经脉的分布规律

　　十二经脉在体表左右对称地分布于头面、躯干和四肢，纵贯全身。分布规律如下。

　　1. 头面部　手三阳经止于头面，足三阳经起于头面，手三阳经与足三阳经在头面部交接，故有"头为诸阳之会"之说。其中，手足阳明经行于面部、额部；少阳经行于头部两侧；手太阳经行于面颊，足太阳经行于头顶及项枕部；另外，足厥阴经也循行至顶部。十二经脉在头面部的分布规律是：阳明在前，少阳在侧，太阳在后。

　　2. 躯干部　手三阳经行于肩胛部；足阳明经行于前（胸腹面），少阳经行于侧（胁部），太阳经行于后（背面）；手三阴经均从腋下走出；足三阴经皆循行于腹部。十二经脉在躯干部分布自内向外的顺序为足少阴、足阳明、足太阴、足厥阴。

　　3. 四肢部　阴经分布在四肢的内侧面，其排列次序是太阴在前，厥阴居中，少阴在后（足三阴经分布于下肢内侧面，在内踝关节上 8 寸以下的分布是厥阴在前，太阴居中，少阴在后，至内踝关节上 8 寸以上，则变为太阴在前，厥阴居中，少阴在后）。阳经分布在四肢的外侧面，阳明在前，少阳居中，太阳在后。

三、十二经脉的流注次序

　　十二经脉中的气血运行循环相贯，首尾相连，如环无端。其流注次序是：从手太阴肺经开始，依次传至手阳明大肠经、足阳明胃经、足太阴脾经、手少阴心经、手太阳小肠经、足太阳膀胱经、足少阴肾经、手厥阴心包经、手少阳三焦经、足少阳胆经、足厥阴肝经，再传至手太阴肺经，如图 4-3 所示。

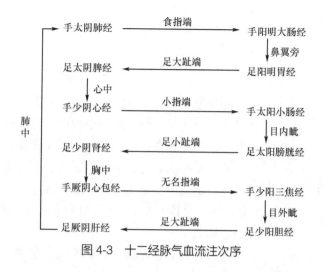

图 4-3 十二经脉气血流注次序

案例导入 4-1

明代针灸学家杨继洲在《针灸大成》中记录：壬申夏，户部尚书王疏翁，患痰火炽盛，手臂难伸。予见形体强壮，多是湿痰流注经络之中，针肩，疏通手太阴经与手阳明经之湿痰；复灸肺俞穴以理其本，则痰气可清，而手臂能举矣。

思考与讨论： 1. 你知道手太阴肺经与手阳明大肠经在哪里吗？

2. 人的手上还有哪些经？它们之间有什么联系？

第3节 奇经八脉

奇经八脉是督脉、任脉、冲脉、带脉、阴跷脉、阳跷脉、阴维脉、阳维脉的总称。其特点是：既不直接络属脏腑，又无表里配属关系；分布不像十二经脉那样规则，与十二经脉不同，故称"奇经八脉"。奇经八脉纵横交叉于十二经脉之间，其功能主要是加强十二经脉之间的联系，并对十二经脉气血有蓄积和渗灌的调节作用。

一、督 脉

督脉起于胞中，下出会阴，向后至尾骶部，沿脊柱里面正中上行，至项后风府穴进入脑内，络脑，再回出至头顶，沿头部正中线，过头顶、额部、鼻部、上唇，至上唇系带龈交穴处（图 4-4）。

督有统率、督领之意。督脉行于人体背部正中，能调节一身之阳经气血，故称为"阳脉之海"。其次，督脉行于脊里，上行入脑，并从脊里分出属肾，它与脑、脊髓和肾的功能有密切的联系。

二、任 脉

任脉起于胞中，下出会阴，经阴阜，向上沿腹部、胸部正中线上行，至咽喉天突穴，上行至下颌部，环绕口唇，沿面颊，分行至目眶下（图 4-5）。

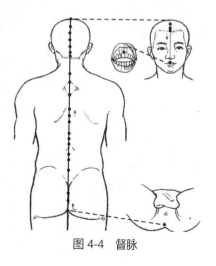

图 4-4 督脉

任有受任、担任之意。任脉行于人体腹部正中线，能总任一身之阴经，故称"阴脉之海"；任，又与"妊"相通，且其脉起自胞中，与女子妊娠有关，称"任主胞胎"。

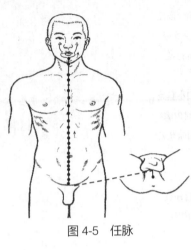

图4-5 任脉

奇经八脉中任脉与督脉各有其专属的腧穴，与十二经脉合称为"十四正经"。

三、冲　脉

冲脉起于胞中，下出会阴后分三支，一支从气街部起与足少阴肾经相并，挟脐上行，散布于胸中，再上行，经喉，环绕口唇，至目眶下，一支入脊柱，一支行下肢（图4-6）。

冲有要冲的意思。冲脉上至头，下至足，贯穿全身，成为总领诸经气血的要冲，能调节十二经气血，有"十二经脉之海""五脏六腑之海"之称。另外，冲脉对妇女的月经有调节作用，故又有"血海"之称。

任脉、督脉和冲脉，三者均起自胞中，同出会阴，故三脉合称为"一源三歧"。

四、带　脉

带脉起于季肋，斜向下行，环身一周，状如束带。在腹面的带脉，下垂至少腹（图4-7）。主要功能是约束纵行诸经之脉，主司固护胎儿和妇女带下。

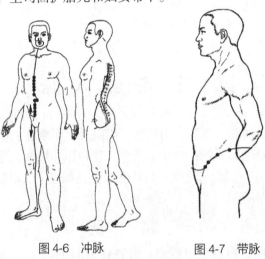

图4-6 冲脉　　　　　图4-7 带脉

第4节　经络的生理功能及应用

一、经络的生理功能

经络纵横交贯，遍布全身，将人体内外、脏腑、肢节、官窍联结成为一个有机的整体，在人体的生命活动中具有十分重要的生理功能。主要表现在以下几个方面。

（一）沟通表里上下、联系脏腑组织

人体是由五脏六腑、四肢百骸、五官九窍、筋骨皮肉等构成的一个有机整体，这种有机的整体主要是依靠经络系统的沟通、联络作用实现的。十二经脉及其分支入里出表，通上达下，相互络属脏腑；奇经八脉沟通联系十二经脉气血；十二经别别行于十二经，补充十二经脉循行之不足；络脉从各经别出，由大而小，由粗而细，从线状分布进而形成庞大的网络结构；十二经筋、十二皮部联络筋肉皮肤，从而将人体各个脏腑组织器官构成一个联系紧密、共济协调的有机统一体。

（二）通行气血、濡养脏腑组织

《灵枢·本脏》说："经脉者，所以行血气而营阴阳，濡筋骨，利关节者也。"人体的各组织器官依赖于气血的濡养才能维持其正常的生理活动，而气血之所以能运行到全身，发挥其营养脏腑组织器官的作用，则依赖于经络系统的沟通与传注。

（三）感应传导作用

经络不仅有运行气血营养物质的功能，而且还有传导信息的作用。如针刺治疗中的"得气"现象，就是感应传导功能的一种表现。脏腑受到某种刺激而功能发生变化时，也可以通过经络将信息进行传递而反映在体表。如肝火上炎引起目赤肿痛、胃肠火盛引起牙龈肿痛等。

（四）调节机体平衡

经络在沟通联系、运行气血、感应传导的基础上，对人体各脏腑形体官窍的功能活动具有调节作用，从而使复杂的生理活动相互协调，保持其相对平衡状态。当人体发生疾病时，出现气血不和及阴阳偏盛偏衰的证候，可运用针灸等治法以激发经络的调节作用，以"泻其有余，补其不足，阴阳平复"（《灵枢·刺节真邪》）。针刺有关经络的腧穴，使机体重新恢复到协调平衡的状态，进而达到治愈疾病的目的。

二、经络在中医药中的应用

经络学说的临床运用主要从如下三个方面阐述。

（一）阐释病理变化

一方面，经络反映脏腑病变的部位。当机体内的脏腑组织或经脉出现病理变化时，往往可在与相应脏腑关联的经脉循行路线和所隶属的有关部位上，出现症状和体征。如真心痛，不仅表现为心前区疼痛，且常引及上肢内侧尺侧缘，这是因为手少阴心经行于上肢内侧后缘。另一方面，经络又是传递疾病的途径。如心与肺有经脉相通，故"温邪上受，首先犯肺"，亦可以"逆传心包"。

（二）有助于临床诊断与辨证

1. 用于疾病诊断　临床上，常根据疾病症状所出现的部位，结合经络循行特点及所联系的脏腑做出疾病诊断。例如，两胁疼痛，多为肝胆疾病；缺盆中痛，常提示肺的病变。又如头痛一证，痛在前额及眉棱骨者，多与阳明经有关；痛在两侧者，多与少阳经有关；痛在后头连项部者，多与太阳经有关；痛在巅顶者，多与厥阴经有关。《难经·一难》指出："寸口者，脉之大会，手太阴之脉动也。"脏腑气血通过百脉朝会于肺，又通过肺朝向百脉，所以寸口脉象可以反映脏腑的变化，并作为诊断疾病的依据。在临床实践中，还发现在经络循行的通路上，或在经气聚集的某些穴位处，有明显的压痛，或有结节状、条索状的反应物，或局部皮肤的形态变化，也常有助于疾病的诊断。如长期消化不良的患者可在脾俞穴见到异常变化，肺有病时可在肺俞穴出现结节或中府穴有压痛，肠痈可在阑尾穴有压痛。

2. 用于疾病辨证　经络学说在辨证中的运用主要体现于经络辨证。经络辨证又分为分经辨证和辨证归经。

根据疾病症状出现的部位，结合经络循行部位及所属脏腑，分析病症所属经脉和脏腑，称为"分经辨证"。如胸胁与少腹为足厥阴肝经所过，故两胁疼痛或少腹疼痛多与肝经有关；牙龈是足阳明胃经所过之处，故牙龈肿痛或牙龈出血多与胃经有关。

"辨证归经"是以临床证候表现为依据，将各种不同的病候按十二经脉系统加以分类归经。如咳嗽、胸闷、鼻流清涕，或胸外上方、上肢内侧前缘疼痛等，多与手太阴肺经有关；脘腹胀满、食欲不振、胁肋疼痛、嗳气吞酸等，与足阳明胃经和足厥阴肝经有关。在《内经》《难经》中分别论述了十二经脉及其附属的络脉、经筋病候、奇经八脉病候，以此为主要辨证依据，将疾病证候进行归经。汉代张仲景正是在此基础上首创了六经辨证方法。

（三）指导临床治疗

1. 非药物治疗　经络学说是针灸治疗的理论依据。针灸选取腧穴，通常以循经取穴为主，选用该经或该脏腑的所属经络或相应经脉的远端腧穴来治疗，临床上应用非常广泛。正如《四总穴歌》所说"肚腹三里留，腰背委中求，头项寻列缺，面口合谷收"，就是循经取穴的很好说明。

案例导入 4-2

1971 年 7 月，美国《纽约时报》著名的专栏作家詹姆斯·赖斯顿（James Reston）在中国访问期间突发急性化脓性阑尾炎，于北京协和医院做了阑尾切除手术。术后腹胀严重，采用针灸治疗后，迅速缓解。后来，詹姆斯专门报道了此次经历，对中国针灸术大加赞誉。自此针灸疗法在美国得到承认和流传，并于 1998 年 1 月被纳入美国医疗保险体系。

思考与讨论：1. 你知道腹部有哪些经络经过吗？

2. 针灸能治疗哪些疾病呢？

2. 药物治疗 在经络学说的指导下，中医学把人体的脏腑器官组织都归于"经"，每一"经"都有它所属的脏腑或组织器官。根据药物对脏腑组织器官的治疗作用，可以确定药物的归经，从而根据药物作用的特性，有选择性地应用药物治疗疾病。清代徐灵胎《医学源流》中说："如柴胡能治寒热往来，能愈少阳之病；桂枝治畏寒、发热，能愈太阳之病；葛根治肢体大热，能愈阳明之病……用其能治何经之病，后人即指为何经之药。"

药物归经的产生还促使引经药的实际应用。如羌活、白芷、柴胡，不仅分别归于手足太阳、阳明、少阳，且能作为其他药物的向导，引导其他药物归入上述各经，治疗相关脏腑经络病证。

链 接

归经与引经

归经指药物对脏腑组织器官的治疗作用的归纳和总结，按照脏腑组织器官的归"经"确定药物的归"经"。

引经，即某些药物具有引领其他药物选择性地治疗某脏腑经络病证的作用。

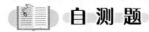

自 测 题

单项选择题

【A 型题】

1. 经络的生理功能是（　　）

A. 感应传导　　　B. 调和阴阳　　　C. 濡养周身

D. 运行气血　　　E. 以上都是

2. 下面经脉表里络属关系错误的是（　　）

A. 手阳明－手太阴　　　　B. 手太阳－手少阴

C. 足少阳－足厥阴　　　　D. 足太阳－足少阴

E. 手少阳－手少阴

3. 十二经脉中，肝经与肺经的交接部位是（　　）

A. 肺中　　　　B. 肝中　　　　C. 心中

D. 腹部　　　　E. 胸中

4. 上肢外侧面，由前向后，经脉的正确分布顺序是（　　）

A. 三焦经、大肠经、小肠经

B. 大肠经、三焦经、小肠经

C. 小肠经、大肠经、三焦经

D. 大肠经、小肠经、三焦经

E. 小肠经、三焦经、大肠经

5. 奇经八脉与十二正经不同，下面错误的是（　　）

A. 无表里配属关系　　　B. 相互无循环流注关系

C. 不直属脏腑　　　D. 均由上而下走行

E. 除任督二脉外，无专属腧穴

6. 称为"别行之正经"的经脉是（　　）

A. 十二经筋　　　B. 十二经别　　　C. 奇经八脉

D. 十二经脉　　　E. 十二皮部

7. 足三阴经的循行走向是（　　）

A. 从头走足　　　B. 从胸走手　　　C. 从足走腹

D. 从手走头　　　E. 从手走足

8. 手阳明经所属的脏腑是（　　）

A. 心包　　B. 胆　　C. 大肠　　D. 膀胱　　E. 小肠

9. 按流注次序，大肠经流注至（　　）

A. 胃经　　　B. 脾经　　　C. 小肠经

D. 三焦经　　　E. 肺经

10. 下列经脉中，名称不正确的是（　　）

A. 足少阳胆经　　　B. 足阳明肺经

C. 足太阳膀胱经　　　D. 足厥阴肝经

E. 足太阴脾经

11. 手、足三阴经在四肢由前到后的排列是（　　）

A. 厥阴、少阴、太阴　B. 少阴、太阴、厥阴

C. 太阴、厥阴、少阴　D. 厥阴、太阴、少阴

E. 太阴、少阴、厥阴
12. 十二经脉中，阳经与阳经（指同名经）交接部位在
（　　）

A. 头部　　　B. 头面部　　　C. 胸腹部
D. 四肢末端　E. 以上都不是

【B 型题】
（13～15 题共用备选答案）
A. 肺经　　　B. 肝经　　　C. 脾经
D. 膀胱经　　E. 肾经

13. 与胆经相表里的经脉是（　　）
14. 分布于腹部自内向外第一侧线的经脉是（　　）
15. 循行分布于背部的阳经是（　　）
（16～18 题共用备选答案）
A. 带脉　　　B. 冲脉　　　C. 督脉
D. 任脉　　　E. 阳维脉

16. 主与女性生殖功能关系密切的经脉是（　　）
17. 能调节全身诸阳经经气的经脉是（　　）
18. 被称为"血海"的经脉是（　　）

（蔡杭里）

第5章

病因病机

中医学认为，人体是一个有机的整体，在正常生理情况下，体内各脏腑组织之间，以及人体与外界环境之间经常处于一个相互依存、相互制约的动态平衡状态。如果这种相对平衡状态遭到破坏，又不能自行调节而恢复，人体就会发生疾病。

疾病的发生、发展和变化，与患病机体的正气强弱、致病邪气的性质密切相关。病邪作用于人体，正气奋起抗邪，正邪相争，当人体的正气强盛，或病邪的致病力较弱时，正能胜邪，就不会发病；一旦人体的正气虚弱，或病邪的致病力强，正不胜邪，阴阳平衡失调，人体就会发生疾病。

第1节 病 因

病因是导致人体发生疾病的原因。主要分以下几个方面：外感病因，包括六淫、疫疠；内伤病因，包括七情、饮食、劳逸；病理产物性病因，包括痰饮、瘀血、结石；其他病因，包括外伤、寄生虫、医源因素、先天因素等。

案例导入 5-1

患者，男，15 岁。昨日沐浴后受凉，今日出现恶寒、流清鼻涕、打喷嚏、头痛、周身酸楚不适、舌苔薄白、脉浮紧。查：体温 38.1℃。

思考与讨论：你能说出本病的主因吗？

一、外 感 病 因

（一）六淫

六淫，即风、寒、暑、湿、燥、火（热）六种外感病邪的统称。风、寒、暑、湿、燥、火（热）在正常情况下是自然界六种不同的气候变化，称为"六气"，是人类乃至万物生存的必要条件，所以正常的六气不会致病。若气候出现异常变化，超越了人体的适应能力，或机体正气不足，抗病能力下降，不能适应气候的变化，六气就能成为致病因素，侵犯人体发生疾病。这种情况下的六气，便称为"六淫"。淫，有太过和浸淫之意。由于六淫是不正之气，所以又称为"六邪"。

1. 六淫致病的共同特点

（1）外感性：六淫致病多从人体的肌表或口鼻而入，或两者同时受邪，故有"外感六淫"之称。其所致之病，统称为外感疾病。

（2）季节性：六淫致病多与季节气候有关，如春季多风病、夏季多暑病、长夏多湿病、秋季多燥病、冬季多寒病等。

（3）地域性：六淫致病与生活地域、居住环境有关，如西北高原地区多寒病、燥病；东南沿海地区多湿病、温病；久居潮湿环境多湿病；高温环境作业者又常因燥热或火邪而致热病等。

（4）相兼性：六淫邪气既可单独侵袭人体致病，又可两种以上邪气相兼侵犯人体而致病，如风寒感冒、暑湿泄泻、风寒湿痹等。

（5）转化性：六淫在发病过程中，不仅可以互相影响，而且在一定的条件下可以相互转化，如寒邪入里可以化热、热极可以生风、暑湿日久可以化燥伤阴等。

考点：六淫的概念及致病的共同特点

2. 六淫邪气的性质及致病特点

（1）风：是春天的主气，但四季皆有。因此，风邪为病，春季多见，其他季节也可发生。风邪的性质和致病特点如下。

1）风为阳邪，其性开泄，易袭阳位：风为阳邪，具有升发、向上、向外的特性。其性开泄，指风邪犯人易使腠理疏泄而开张。因此，风邪易犯人体的头面（上部）和肌表（外部）等属于阳的部位，出现头痛、鼻塞、流涕、汗出、恶风等症状。正如《素问·太阴阳明论》所说："伤于风者，上先受之。"

2）风性善行数变："善行"指风邪致病具有病位游移，行无定处的特性。如风邪偏盛的行痹，常见游走性的关节疼痛，痛无定处。"数变"指风邪致病具有发病急、变化快的特性。如中风之突然昏仆、不省人事；风疹块的此起彼伏、时隐时现、皮肤瘙痒等。

3）风性主动：指风邪致病其临床表现具有动摇不定的特点，如眩晕、上视、口噤、项强、震颤、四肢抽搐等。

4）风为百病之长：风为六淫之首，常为外邪致病的先导，寒、湿、燥、热诸邪多依附于风而侵犯人体，如风寒、风热、风湿等。

（2）寒：是冬季的主气，其他季节亦可有之。寒邪致病，根据其侵犯的部位而有伤寒、中寒之分。寒邪伤于肌表，阻遏卫阳，称为"伤寒"；寒邪直中于里，伤及脏腑阳气，称为"中寒"。

1）寒为阴邪，易伤阳气：寒为阴气盛的表现，故其性属阴。寒邪最易损伤阳气，使阳气温煦、气化作用减弱，全身或局部出现机能减退的寒象。如寒邪袭表，卫阳被遏，则见恶寒；寒邪直中脾胃，中阳受损，可见呕吐清水、脘腹冷痛等症。

2）寒性凝滞，主痛："凝滞"即凝结阻滞。寒邪侵袭人体，损伤阳气，使气血循行迟缓，甚至凝结阻滞，运行不畅，不通则痛，故疼痛是寒邪致病的重要特征。如寒邪外束肌表，经脉凝滞，则头身肢体疼痛；若寒邪直中，气机阻滞，则脘腹冷痛，甚或绞痛等。

3）寒性收引："收引"即收缩牵引。寒邪侵袭人体，易使气机收敛，腠理闭塞，而出现无汗、脉紧；寒邪侵袭经络关节，则经脉收缩拘急，以致拘挛疼痛、屈伸不利等。

（3）暑：是夏季的主气，为火热之气所化生。暑邪独见于夏季，有明显的季节性，主要发生在夏至以后，立秋之前。暑纯为外感，无内暑之说。

1）暑为阳邪，其性炎热：暑为夏季的火热之气所化生，火热属阳，故为阳邪。暑邪致病可出现高热、烦渴、肌肤灼热、汗出、脉洪大等症状。

2）暑性升散，耗气伤津：暑为阳热之邪，易于上升、发散。外感暑邪，腠理开泄，可见身热、多汗。汗出过多必致津液耗伤而致口渴喜冷饮、心烦尿赤。汗出过多，气随津泄而致气虚，症见气短乏力、脉虚大无力，甚至出现津气暴脱，突然昏倒、不省人事的"中暑"重症。

3）暑多挟湿：暑季气候炎热，多雨而潮湿，因而暑邪为患，往往兼有湿邪。其临床特征除有发热、烦渴等暑热症状之外，常兼有四肢困重、胸闷呕恶、大便溏泻不爽等湿阻症状。

（4）湿：为长夏的主气，长夏时当夏秋之交，雨量较多，湿气最盛，故长夏多湿病。但亦可因涉水淋雨、居处潮湿、水中作业等湿邪侵袭所致，因此，湿邪为患，四季均可发病。

1）湿为阴邪，易阻遏气机，损伤阳气：湿性类水，归属于阴。湿邪侵入人体，留滞脏腑经络，最易阻遏气机，使气机升降失常，出见胸脘痞闷、小便不利、大便不爽等症状。湿为阴邪，最易困阻脾阳，使脾失健运、水湿内停，临床可见尿少、泄泻、水肿等症。

2）湿性重浊："重"即沉重、重着。如湿邪外袭肌表，可见头身困重或四肢酸楚沉重；湿邪留滞经络关节，则见肌肤麻木不仁、关节酸痛重着等。"浊"即秽浊不洁。湿邪致病常见分泌物、排泄物秽浊不清等特点，如面垢眵多、小便浑浊、妇女白带增多、便痢脓血、湿疹湿疮流水不止等。

3）湿性黏滞："黏滞"即黏腻、停滞之意。主要表现在两个方面：一指湿病的症状多黏滞不爽，如舌苔垢腻、大便黏滞不爽、里急后重、小便滞涩淋漓、目眵黏腻、湿温病的身热不扬、汗出不畅等；二指病程较长，缠绵难愈，或易于反复发作，如湿痹、湿疹、湿温病等。

4）湿性趋下：湿与水性同类，具有下趋下注的特点。故湿邪伤人，多始于下部。如湿邪下注多见下肢水肿、淋浊、泻痢等病证。故《素问·太阴阳明论》曰："伤于湿者，下先受之。"

（5）燥：是秋季的主气。秋季气候干燥，水分滋润减少，故秋季多燥病。燥邪为病，有温燥、凉燥之分。初秋尚有夏热之余气，燥与之相合则病为温燥；深秋近冬，气候渐凉，凉与燥相合则病为凉燥。

1）燥性干涩，易伤津液：燥邪为干涩之病邪，致病最易耗伤人体的津液造成阴津亏虚的病变，常见口鼻干燥、咽干唇焦、皮肤干燥皲裂、毛发不荣、小便短少、大便干结等。

2）燥易伤肺：肺为娇脏，性喜润而恶燥，主气司呼吸，与外界大气相通，开窍于鼻。燥邪多从口鼻而入，最易损伤肺脏阴液，影响肺的宣发肃降功能，出现干咳少痰，或痰黏稠难咳、痰中带血、咳呛胸痛等症。

案例导入 5-2

患者，男，25岁。秋深久晴，天气温燥，遂感其气而发病，初起头痛身热，干咳无痰，痰少而黏，气逆而喘，咽喉干痛，鼻干唇燥，胸满胁痛，心烦口渴，苔白薄而干，边尖俱红，脉浮数。

思考与讨论：说出本病的主因，主要与哪脏有关？

（6）火：为阳盛之气，包含了温、热之邪。温、热、火三者性质相同而程度有异，温为热之渐，火为热之极。因其性质同类，所以时常并称为火热、温热之邪。火旺于夏季，但不像暑邪那样有明显的季节性，也不受季节气候的限制。风、寒、暑、湿、燥诸邪，均能在病理变化过程中化热成火，故有"五气化火"之说。

1）火为阳邪，其性炎上：火性属阳，有升腾上炎的特性。火邪致病多表现为全身和局部有显著的热象，如高热、烦渴、汗出、舌红绛、脉洪数等症。火性炎上，故其致病多表现在人体上部的头面部位。如心火上炎可致口舌生疮；肝火上炎可致头痛、目赤肿痛；胃火炽盛可致齿龈肿痛、出血等；火易扰神明，常见心烦失眠、狂躁妄动、神昏谵语等症。

2）火易伤津耗气：火热之邪，既可消灼津液，又能迫津外泄，使机体的津液耗伤。故火邪致病，除有明显的热象外，还伴有口渴喜饮、咽干舌燥、小便短赤、大便秘结等津液耗伤的症状。同时，因汗出气伤，或阴伤日久损阳，可使人体的正气损伤，使全身机能衰退，症见神疲乏力、少气懒言、脉虚大无力等。

3）火易生风动血：火热之邪侵袭人体，灼伤阴津，使筋脉失其滋养濡润，而致肝风内动，称之为"热极生风"。表现为高热、神昏谵语、四肢抽搐、颈项强直、角弓反张、目睛上视等症。同时，火热之邪可以加速血行，灼伤脉络，甚则迫血妄行，而致各种出血，如吐血、衄血、便血、尿血、皮肤发斑及妇女月经过多、崩漏等病证。

4）火易致肿疡：火热之邪入于血分，可壅迫聚集于局部，腐蚀血肉发为痈肿疮疡，故有"痈疽原是火毒生"之说。

考点：风、寒、暑、湿、燥、火的性质和致病特点

附：内生五邪

在疾病的发生发展过程中，由于脏腑气血津液功能失调而产生不同的病理反应，出现类似于风、寒、湿、燥、火（除暑）等邪发病特点的病证表现。因病起于内，与六淫无关，故称为"内风""内

寒""内湿""内燥""内火",即"内生五邪"。"内生五邪"与外感六淫有一定的区别,它不是致病因素,而是由于脏腑气血津液等生理功能失调所引起的综合性病理变化,是内伤病的病机。内风,是机体阳气升动太过的病理反应,尤其与肝的关系最为密切。如肝阳、肝火可以化风,称"肝风内动",表现为眩晕、肢麻、震颤等。内寒,是机体阳气不足,温煦、气化功能减退,脏腑功能低下的病理反应。主要指心、脾、肾的阳气衰微,表现为面色㿠白、形寒肢冷、小便清长、大便溏薄、舌淡苔白等。内湿,指湿从内生,是脾失健运、水湿不化、停聚成湿的病理反应,表现为胸闷脘痞、呕恶、口腻纳呆、苔腻等。内燥,是体内津液、阴血亏耗,形成干燥枯涩的病理反应,表现为潮热、心烦、唇燥、皮肤干涩、大便干结、舌干无津等。内火,是由于阳盛有余,或阴虚火旺,或由于气血瘀滞,或病邪郁结,导致火热内生,功能亢奋的病理反应,表现为心烦、口渴、尿赤、便秘、舌红、脉数。

(二)疠气

1. 疠气的概念 疠气是一类具有强烈传染性的外感病邪。又有"瘟疫""疫毒""戾气""异气""毒气""乖戾之气"等名称。疠气引起的一类疾病,总称为"疫疠""疫病""瘟病"或"瘟(温)疫病"。疠气不同于六淫之气,而是六淫邪气之外的一种特异的致病因素。

2. 疠气的致病特点

(1)传染性强,易于流行:疠气可通过空气、食物、接触等途径在人群中传播,具有强烈的传染性,易于流行。如疫毒痢、霍乱、麻疹、传染性非典型肺炎、甲型 H1N1 流感等。

(2)发病急骤,病情危重:其致病具有发病急骤,来势凶猛,变化多端,病情险恶的特点。如小儿疫毒痢,发病急骤,来势凶猛,病情危笃。严重者若不及时抢救,可致死亡。

(3)特异性强,症状相似:疠气致病极为专一,一种疠气只导致一种疫病。

(4)疠气传播途径各异:疠气的传染,有从呼吸道经空气传染者;有从饮食、排泄物经消化道传染者;有从肌表接触而传染者。

> **链接**
>
> 传染性非典型肺炎
>
> 传染性非典型肺炎又称严重急性呼吸综合征(severe acute respiratory syndromes,SARS),是一种因感染 SARS 相关冠状病毒而导致的以发热、干咳、胸闷为主要症状的新的呼吸道传染病。严重者出现快速进展的呼吸系统衰竭,极强的传染性与病情的快速进展是此病的主要特点。

(5)病后多有免疫性:有的可获终身免疫不再复发,如天花、麻疹、痄腮、水痘等。

3. 疠气发生与流行的因素 疫疠的发生与流行,除与人体正气强弱有关之外,还与下列因素密切相关。

(1)气候因素:自然气候严重或持久的反常变化,如久旱、酷热、水涝、湿雾、瘴气等。

(2)环境污染:环境卫生不良,如空气、水源、饮食物等受到污染。

(3)预防失时:没有及时做好预防隔离及治疗工作。

(4)社会因素:社会因素对疠气的发生与疫疠的流行也有一定的影响。若战乱不断,社会动荡不安,国家贫穷落后,工作生活环境恶劣,生活极度贫困,抗御自然灾害能力低下,均可致疠气肆虐而疫病不断发生和流行。

考点:疫疠致病特点

二、内伤病因

(一)七情不合

1. 七情的概念 七情即喜、怒、忧、思、悲、恐、惊七种情志变化。七情是人体对外界客观事物的不同反应,也是人的精神活动的外在表现,一般不会使人致病。然而突然强烈或持久的情志刺激，超过了人体本身的正常生理活动所能调节的范围，使人体气机紊乱，脏腑阴阳气血失调，就会导致疾病的发生。由于它是造成内伤病的主要致病因素之一，直接影响脏腑的功能而发病，有别于六淫从口鼻肌肤而入，故又称"内伤七情"。

2. 七情致病的特点

（1）七情致病，损伤五脏：《素问·阴阳应象大论》有"怒伤肝""喜伤心""思伤脾""忧伤肺""恐伤肾"之论。临床上主要以影响心、肝、脾为多见。如情志伤及心时，可见心悸不安、失眠多梦，甚至精神失常、哭笑无常、狂躁妄动等症。影响肝时，可见精神抑郁，或烦躁易怒、胸胁胀痛、嗳气叹息；或咽中似有物梗阻，吐之不出、咽之不下；或妇女月经不调，乳房胀痛结块；或暴怒伤肝，肝气上逆，引起出血或晕厥等症。伤及脾时，可见不思饮食、脘腹胀满、肠鸣腹泻，或妇女出现闭经、崩漏等症。

（2）七情致病影响脏腑气机：《素问·举痛论》中有"怒则气上""喜则气缓""悲则气消""恐则气下""惊则气乱""思则气结"之论。

> **链接**
>
> **《儒门事亲·内伤形》脱敏认知法验案**
>
> 《儒门事亲·内伤形》载："卫德新之妻，旅中宿于楼上，夜值盗劫人烧舍，惊坠床下。自后每闻声有响则惊倒不知人，家人蹑足而行，莫敢冒触有声，岁余不瘥……乃命二侍女持其两手，按高椅之上，当面前下置一小几，戴人曰：娘子当视此，一木猛击之，其妇人大惊，戴人曰：我以木击几，何以惊乎？伺少定击之，惊也缓，又斯须连击三五次，又以杖击门，又暗遣人击背后之窗，徐徐惊定而笑。"

（3）七情的变化影响病情改变：七情不仅可以引起多种疾病的发生，而且对疾病的发展有着重要的影响。良好和稳定的情绪可使病情好转，而剧烈的不良刺激往往可使病情加重，甚或急剧恶化。因此，在疾病的防治中，要充分重视人的精神因素，特别是社会心理刺激引起的心理活动的变异和矛盾冲突，从而激起强烈的情绪变动对人体健康产生的影响。因此积极防止和及时解除患者的精神负担，端正他们对待疾病的态度，同样也是防治疾病的一个重要方面（图5-1、表5-1）。

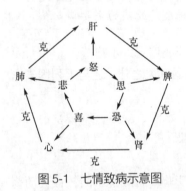

图 5-1　七情致病示意图

表 5-1　致病简表

情志	病机	临床表现
喜为心志	喜伤心，喜则气缓	心悸不安、精神涣散、哭笑不休等
怒为肝志	怒伤肝，怒则气上	飧泄腹胀、胸胁胀满、嗳气叹息等
忧为肺志	忧伤肺，忧则气郁	少气、声低、息微、咳嗽、胸满等
思为脾志	思伤脾，思则气结	食少倦怠、肌肉消瘦、腹胀便溏等
悲为肺志	悲伤肺，悲则气消	抽吸饮泣、意志消沉、精神错乱等
恐为肾志	恐伤肾，恐则气下	肢厥精遗、二便失禁、心烦失眠等
惊为心志	惊伤心，惊则气乱	心悸而乱、表情惊慌、精神错乱等

考点：七情致病特点

（二）饮食失宜

"民以食为天"，饮食是人类赖以生存和保持健康的必要条件，人体的生长发育及一切生命活动，离不开饮食所提供的营养物质。但饮食要有一定的节制，否则就会影响人体的生理功能，甚至形成疾病。饮食失宜致病，主要有以下三个方面。

1. 饮食不节　饮食应以适量为宜，过饥过饱，均可发生疾病。长期摄食过少，气血生化不足，则会造成脏腑亏虚、正气不足而容易生病。饮食过量，超过脾胃的运化功能，则会出现脘腹胀痛、呕恶厌食、嗳腐酸臭、舌苔垢腻等食伤脾胃之病证。这在小儿更为多见，因其脾胃较成人为弱。婴幼儿食滞日久还可以酿成疳积，出现手足心热、心烦易哭、脘腹胀满、面黄肌瘦等症。

2. 饮食不洁 指食用了不清洁、不卫生、被污染或陈腐变质或有毒的食物。饮食不洁可引起多种胃肠道疾病，出现腹痛、吐泻、下痢脓血等症。若误食毒物（食物、药物）可导致人体中毒，出现剧烈腹痛、吐泻、惊厥、昏迷，甚至死亡。

3. 饮食偏嗜 饮食应品种多样，五味齐全，寒热适中，营养物质摄入全面。若饮食偏嗜，则可导致阴阳失调，或因缺乏某些营养物质而发生疾病。

> **链 接**
>
> 世界卫生组织健康"十六字"方针
> 合理膳食，适量运动，戒烟限酒，心理平衡。

（三）劳逸失度

正常的劳动和体育锻炼有助于气血流通，增强体质。必要的休息可以消除疲劳，恢复体力和脑力，不会使人致病。若过度劳累或过度安逸，则又可成为致病因素。

1. 过度劳累 包括劳力过度、劳神过度和房劳过度三个方面。劳力过度指过度的体力劳动及运动，或超时间劳作不息，积劳成疾，损伤人体脏腑功能，症见气短乏力、懒言神疲、自汗、容易感冒等症；劳神过度指思虑太过，耗伤心血，损伤脾气，出现心悸、健忘、失眠、多梦、纳呆、腹胀、便溏等心脾两虚症状；房劳过度指性生活不加节制、房事过度耗伤肾精，出现眩晕耳鸣、腰膝酸软、精神萎靡，或遗精、早泄、阳痿等症。

2. 过度安逸 指过度安闲，长期缺乏体力活动。若长期不从事劳动或体育锻炼，易使人体气血运行不畅，脾胃功能减弱，出现食欲不振、精神疲乏、肢体软弱或发胖臃肿，动则气喘、心悸、汗出或继发他病。

三、病理产物性病因

人体在疾病过程中所形成的痰饮、瘀血等病理性产物，又可直接或间接作用于人体某些脏腑组织，继续发生病理变化，形成多种证候，这些致病因素被称为病理产物性病因，也称"继发性病因"。

（一）痰饮

1. 痰饮的概念 痰和饮都是水液代谢障碍所形成的病理产物。一般较稠厚的称为痰，清稀的称为饮。

痰分有形之痰和无形之痰两类。有形之痰指视之可见，触之可及，闻之有声的痰，如咳嗽之痰液、呕恶之痰涎、触之有形之痰核。无形之痰指视之不见，触之不及，闻之无声，临床通过表现的苔腻、脉滑、眩晕等症状而推知，而不见其形的痰。

2. 痰饮的形成 痰饮多由外感六淫，或内伤七情，或饮食劳逸等原因，使肺、脾、肾及三焦等脏腑气化功能失常，水液代谢障碍，以致水液停蓄凝聚而成。

3. 痰饮的病证特点 痰饮致病，阻滞气机升降，影响气血运行，多有苔滑腻、脉滑或弦等共有体征。由于痰饮阻滞的部位不同，临床表现多种多样。如痰壅于肺，可见咳喘痰多；痰浊犯胃，可见呕恶脘闷；痰迷心窍，可见昏迷、痴呆；痰火扰心，发为癫狂；痰浊上犯于头，可见眩晕颠仆；痰气凝结于咽，可见咽中梗阻有异物感觉；痰滞经络、筋骨，可见瘰疬、痰核、肢体麻木，或半身不遂，或阴疽流注等。饮留肠间，则肠鸣沥沥有声；饮在胸胁，则胸胁胀满，咳唾引痛；饮停胸膈，则胸闷、咳喘，不能平卧；饮溢四肢，则肌肤水肿、身体困重等。

（二）瘀血

1. 瘀血的概念 瘀血，指体内血行障碍，血液凝聚而形成的病理产物，包括体内瘀积的离经之血，以及阻滞于血脉及脏腑内运行不畅的血液。又有"恶血""败血"之称。

2. 瘀血的形成 主要有两个方面：①由于气虚、气滞、血寒、血热等原因，使血液运行不畅，甚至停滞，形成瘀血。②由于外伤、气虚失血或血热妄行等原因造成血离经脉，积存于体内，从而形成瘀血。

3. 瘀血的病证特点 瘀血形成之后，主要是阻塞经脉，影响气机运行，导致脏腑功能失调而引起新的病证。瘀血所致病证常因血瘀的部位不同而异，病证虽然繁多，但其临床表现有以下共同的特点。

（1）疼痛：多呈刺痛，痛处固定不移、拒按。部分患者有昼轻夜重，得温则舒，遇冷增剧的特点。

（2）肿块：固定不移。在体表，则局部青紫肿胀；体内常可在患处触及癥块，推之不移，按之痛甚。

（3）出血：血色多呈暗红、紫黑，或兼夹血块。

四、其他致病因素

（一）外伤

外伤包括枪弹、金刃伤、跌打损伤、持重努伤、烧烫伤、冻伤等。

（二）虫兽伤

虫兽伤，包括毒蛇、猛兽、疯狗咬伤，或蝎、蜂蜇伤等。

（三）寄生虫

常见的寄生虫有蛔虫、蛲虫、绦虫、钩虫、血吸虫等。

第2节 病 机

病机，是疾病发生、发展、变化与转归的机制。病邪入侵，邪正斗争，破坏了人体阴阳的相对平衡，而致阴阳失调，形成各种疾病。尽管疾病种类繁多，临床表现错综复杂，但从总体而言，都离不开正邪相争、阴阳失调的基本规律。

一、邪 正 斗 争

"正"即"正气"，指人体正常的机能活动和抗病、康复能力。"邪"即"邪气"，泛指一切致病因素。疾病的发生和变化是复杂的，但总不外乎邪正双方斗争的结果。

（一）邪正相争与发病

疾病的发生，主要关系到正邪两个方面。

1. 正气不足是发病的内在根据 中医学认为正气决定疾病的发生、发展和转归，特别重视正气在发病中的作用。人体正气强盛，病邪难以侵入，或虽有邪气也不一定发病，正如《素问·刺法论》所说"正气存内，邪不可干"。与之相反，若正气虚弱，卫外不固，或邪气致病力特强，正气不足以抗邪则易发病，即《素问·评热病论》所说之"邪之所凑，其气必虚"。

2. 邪气侵袭是发病的重要条件 中医学虽然强调正气在发病中的主导地位，但也不忽视邪气对疾病发生的重要作用。邪气是发病的条件，在某些特殊情况下甚至起主导作用。如高压电流、化学毒剂、枪弹伤、毒蛇咬伤、疠气等，即使正气强盛，也难以抵御。

（二）邪正盛衰与疾病的虚实变化

一般而言，正气旺盛，则邪气必然消退；反之，邪气亢盛，则会耗伤正气。而这种邪正消长盛衰的变化就形成了病证的虚实变化，如《素问·通评虚实论》所述之"邪气盛则实，精气夺则虚"。

（三）邪正盛衰与疾病的转归

在疾病的发生、发展过程中，正气与邪气不断地进行斗争，其力量对比变化对疾病的转归起着决定性作用。若正胜邪退则疾病好转或痊愈，若邪盛正衰则疾病加重或恶化，甚至导致死亡。

二、阴阳失调

机体在疾病的发生、发展过程中，由于各种致病因素的影响，使机体的阴阳消长失去动态平衡而出现阴不制阳、阳不制阴的病理变化，称为阴阳失调。阴阳失调是疾病发生、发展的内在依据。

（一）阴阳偏盛

阴阳偏盛，指"邪气盛则实"的实证。即阳邪可致阳偏盛，阴邪可致阴偏盛。

1. 阳盛则热　指机体在疾病过程中所出现的一种阳气偏盛，机能亢奋，热量过剩的病理状态，其病机特点是阳盛而阴未衰的实热证。

2. 阴盛则寒　指机体在疾病过程中所出现的一种阴气偏盛、机能障碍或减退，以及病理性代谢产物积聚的病理状态，其病机特点是阴盛而阳未衰的实寒证。

（二）阴阳偏衰

阴阳偏衰，指"精气夺则虚"的虚证。这里所说的"精气夺"，实质上是包括了机体的精、气、津液等基本物质的不足及其生理功能的减退，同时也包括了脏腑、经络等生理功能的减退和失调。

1. 阳偏衰　指机体阳气虚损，机能减退或衰弱，热量不足的病理状态，其病机特点为机体阳气不足。阳不制阴，阴的一方相对亢盛，表现为"阳虚则寒"的虚寒证。

2. 阴偏衰　指机体精、血、津液等物质亏耗，以致阴不制阳，导致阳相对亢盛，机能虚性亢奋的病理状态，其病机特点为阴精虚损。阴不制阳，阳气相对偏盛，表现为"阴虚则热"的虚热证。

（三）阴阳互损

在阴或阳任何一方虚损的前提下，病变发展影响到相对的另一方，最后形成阴阳两虚的病机。

（四）阴阳格拒

阴阳格拒，是阴阳失调中比较特殊的一类病机，包括阴盛格阳和阳盛格阴两个方面。阴阳格拒的形成，主要是由于某些原因引起机体阴或阳某一方面偏盛至极而壅遏于内，将另一方排斥格拒于外，迫使阴阳之间暂时不相维系，从而出现真寒假热或真热假寒等复杂的病理表现。

（五）阴阳亡失

阴阳亡失，指机体的阴液或阳气突然大量地亡失，从而导致生命垂危的一种病理状态。

1. 亡阴　指由于高热大汗或发汗太过，剧烈吐泻，失血过多等造成机体的阴液突然大量消耗或丢失，进而导致全身机能突然严重衰竭的病理变化，临床表现为亡阴的危重征象。

2. 亡阳　指由于机体邪盛正衰，阳气暴脱或素体阳虚，正气衰竭，或阴损及阳，导致全身机能严重衰竭的病理表现，临床表现为亡阳的危重征象。

由于阴阳是对立互根的，阴竭则阳无所依附而浮越；阳亡则阴无以化生而枯竭。故亡阴可以迅速导致亡阳，亡阳继而也可出现亡阴，最终导致阴阳离决，生命活动终止而死亡。

自 测 题

单项选择题

1. "六淫"以下哪种说法最准确（　　）

　　A. 六气　　　　　B. 风、寒、暑、湿、燥、火

　　C. 六元　　　　　D. 六种不同气候变化

　　E. 不正常之六气

2. 风邪伤人，病变部位不固定是由于（　　）

　　A. 风为百病之长

　　B. 风性主动，动摇不定

　　C. 风与肝相应，肝病易动

　　D. 风性善行

　　E. 风性数变

3. 寒邪的致病特点是（　　）

　　A. 其性重浊　　　B. 易于动血　　　C. 易伤津血

　　D. 其性凝滞　　　E. 其性开泄

4. 燥邪最易伤（　　）

　　A. 肾　　　B. 肝　　　C. 心　　　D. 肺　　　E. 脾

5. 下列哪一项是湿邪的性质（　　）
　A. 其性黏腻　　　B. 其性开泄　　C. 其性凝滞
　D. 其性收引　　　E. 其性升散

6. 六淫中最易导致疼痛的邪气是（　　）
　A. 湿邪　　　　　B. 风邪　　　　C. 燥邪
　D. 火邪　　　　　E. 寒邪

7. 既是病理产物，又是致病因素的邪气是（　　）
　A. 饮食　　　　　B. 七情　　　　C. 瘀血
　D. 疫疠　　　　　E. 六淫

8. 疠气指（　　）
　A. 异常气候　　　B. 气机阻滞　　C. 乖戾之气
　D. 六淫邪气　　　E. 气机失常

9. 瘀血导致疼痛的特点是（　　）
　A. 刺痛　　　　　B. 隐痛　　　　C. 胀痛
　D. 掣痛　　　　　E. 冷痛

10. 下述哪一点不属火邪的致病特点（　　）
　A. 其性开泄　　　B. 易于动血　　C. 易于生风
　D. 其性上炎　　　E. 易伤阴津

11. 暑邪的致病特点是（　　）
　A. 其性升散　　　　B. 其性主动　　C. 其性黏滞
　D. 其性凝滞　　　　E. 其性善行

12. 七情影响脏腑的气机，下列哪项是错误的（　　）
　A. 怒则气上　　　B. 喜则气缓　　C. 悲则气消
　D. 恐则气乱　　　E. 思则气结

13. 饮在胸胁，咳唾引痛者为（　　）
　A. 痰饮　　　　　　B. 悬饮　　　　C. 溢饮
　D. 支饮　　　　　　E. 以上均非

【B 型题】
（14～16 题共用备选答案）
　A. 风邪　　　　　　B. 寒邪　　　　C. 暑邪
　D. 湿邪　　　　　　E. 燥邪

14. 最易损伤阳气，阻遏气机，可见周身困重，四肢倦怠的是（　　）

15. 具有重浊，黏滞，趋下特性的是（　　）

16. 只有外感，没有内生的邪气是（　　）

（17～19 题共用备选答案）
　A. 风邪　　　　　　B. 疠气　　　　C. 痰饮
　D. 瘀血　　　　　　E. 结石

17. 发病急骤，病情危重的病邪是（　　）

18. 症状相似，传染性强的病邪是（　　）

19. 发病与气候因素、社会因素最密切相关的病邪是（　　）

（闵冬梅）

第 2 篇

中医诊法

第6章
四 诊

案例导入 6-1

李某，女，17 岁。素有支气管哮喘病史，遇寒易发。平素神疲乏力，畏寒，便溏，舌淡，苔白腻，脉细弱。3 日前淋雨后出现气促、喘咳，未治疗。今日气促、喘咳加重，咳痰黄稠，烦躁口渴，发热，体温 38.2℃，舌红，苔黄腻，脉滑数。

思考与讨论：患者平时与病时的舌质和舌苔分别主何证？

四诊是中医诊察疾病的方法，包括望、闻、问、切四个方面。临床诊病时，必须"四诊合参"，才能全面、系统地了解病情，做出正确的诊断。

第1节 望 诊

望诊是医生对患者全身和局部表现，以及舌象、排出物进行观察，以测知内脏病变，了解病情的一种诊察方法。望诊的基本内容包括全身望诊、局部望诊、望舌、望排出物和望小儿指纹五个部分。

链 接

蔡桓公之死

名医扁鹊先后四次见到蔡桓公，分别判断出他的病在皮肤纹理、肌肉、肠胃和骨髓，蔡桓公却无动于衷，不予理会。待到遍身疼痛时，派人寻找扁鹊，扁鹊已逃到秦国。不久，蔡桓公病死。这个故事中扁鹊对蔡桓公病情的判断，依靠的是望诊。

一、全 身 望 诊

全身望诊主要通过观察患者的神、色、形、态等整体表现，对疾病的性质和病情的轻重缓急进行总体的认识。

（一）望神

神，指整个人体生命活动的外在表现。望神就是观察患者的精神、意识、动作、反应等方面的情况，来判断脏腑阴阳气血盛衰和疾病的轻重预后。

望神的结果一般分为得神、少神、失神和假神四种情况。得神又称有神，少神又称神气不足，失神又称无神，假神又喻为"回光返照""残灯复明"（表 6-1）。

表 6-1 望神简表

分类	诊断要点	临床意义	预后
得神	神志清楚，面色红润，目有光彩，语言清晰，思维有序，体态自如，反应灵敏	提示正气充足，脏腑功能未衰，虽病而病情较轻	良好

分类	诊断要点	临床意义	预后
少神	精神不振,面色少华,两目乏神,声低懒言,倦怠乏力,动作迟缓	提示正气不足,脏腑功能较弱,多见于轻病,或素体虚弱者	不良
失神	精神萎靡,表情淡漠,面色晦暗,目光无神,身体沉重,反应迟钝,甚至神识不清	提示正气大伤,脏腑功能衰败,大多病情危重	差
假神	原来精神萎靡,毫无食欲,面色晦暗,苍白无华,突然精神振奋,言语不休,想见亲人,食欲大增,面赤如妆	提示脏腑精气衰竭,阴阳即将离决,多见于疾病的危重阶段	临死征兆

考点:望神的分类、诊断要点及临床意义

(二)望面色

望色主要是望面色,是通过观察患者面部颜色和光泽来诊断疾病的方法。色有青、赤、黄、白、黑五色;光泽指明亮度。望色应分清常色与病色。

1. **常色** 中国人正常的面色为红黄隐隐、明润含蓄。受遗传、季节、昼夜以及地域等因素的影响,常色可有偏青、偏红、偏黑、偏白的不同,不作病论。

2. **病色** 指疾病过程中出现的异常色泽。特点是色泽枯槁而晦暗,或虽鲜明但暴露,或独呈一色而无血色相间。常见五色,即青、赤、黄、白、黑(表6-2)。

表6-2 望面色简表

分类	机理	主病
青色	气血运行不畅,亦为足厥阴肝经本色	寒证、痛证、血瘀证、惊风证
赤色	血液充盈皮肤脉络	热证。实热满面通红,虚热午后两颧潮红
黄色	脾胃气虚,生化不足,肌肤失养;或脾气亏虚,运化失司,水湿内停	脾虚、湿盛。一身面目俱黄为黄疸,其中阳黄因于湿热蕴结;阴黄因于寒湿困阻
白色	气血不荣	虚证、寒证、失血证
黑色	阴寒水盛,或血行不畅之色,亦为肾经本色	肾虚、水饮、瘀血、寒证、痛证

考点:常见的病色及主病

(三)望形体

望形体主要是观察患者外形的强弱、胖瘦等情况,以了解脏腑功能的盛衰及气血的盈亏,从而判断疾病的虚实及预后的好坏。一般而言,形体强壮者,内脏坚实,气血旺盛,抗病力强,预后较好;形体衰弱者,内脏虚弱,气血不足,抗病力弱,预后较差。

链 接

"肥人多痰"和"瘦人多火"

若形体肥胖者又见饮食减少,面白无华,少气乏力,精神不振,为形盛气虚,是气虚水湿不化,聚湿生痰所致,故有"肥人多痰"之说。若形体消瘦者又见饮食减少,皮肤干燥不荣,两颧发红,潮热盗汗,五心烦热等症,是脾胃虚弱,阴血不足,阴虚阳亢,内有虚火之证,故有"瘦人多火"之说。

(四)望姿态

望姿态主要是观察患者的动静姿势和异常动作的诊病方法。由此可判断疾病的寒热虚实及脏腑功能的盛衰。一般而言,多动喜向外,仰卧伸足者,多属阳证、热证、实证;多静喜向里,侧卧蜷曲者,多属阴证、寒证、虚证。

二、局部望诊

（一）望头面

头为精明之府，诸阳之会，髓之海；肾主骨生髓通于脑，其华在发。故望头可察五脏六腑，尤其是肾脏精气的盛衰。

小儿头型过大或过小，伴有智力发育不全，多属肾精亏损。囟门迟闭，称"解颅"，多属肾精不足，发育不良；发黄干枯，稀疏易落，多属精血不足；青少年白发，伴腰膝酸软、失眠健忘，多属肾虚。面部浮肿为水肿。其中眼睑、颜面先肿，发病较速者为阳水，由外感风邪，肺失宣降所致；身肿继及头面，发病缓慢者为阴水，由脾肾阳虚，水湿泛溢所致；一侧或两侧腮部以耳垂为中心漫肿，边缘不清，按之有柔韧感或压痛，为痄腮，由外感温毒所致，多见于小儿，属传染病。口眼歪向一侧，患侧不能闭眼或流口水，称口眼㖞斜，多见于风邪中络或中风病。

（二）望五官

五官为五脏之苗窍，五脏精气上聚于五官。审五官而知五脏盛衰。

目赤肿痛，属肝经风热；白睛发黄，为黄疸；目眦淡白，为气血不足；目睛上视、直视或斜视，为肝风内动；瞳孔散大，为精气衰竭；鼻流清涕，为外感风寒；鼻流浊涕，为外感风热；鼻流脓涕，气味腥臭，为鼻渊；鼻翼煽动，呼吸喘促，初病为肺热，久病为肺肾虚衰；耳轮干枯焦黑，为肾精亏虚；耳背现红络，耳根发凉，多是麻疹先兆；唇色淡白，为血虚或失血；唇色青紫，为寒凝血瘀；唇深红而干，为实热；口唇糜烂，为脾胃蕴热或阴虚火旺；咽喉红肿疼痛，甚则溃烂或有黄白脓点，为肺胃热毒壅盛；色鲜红娇嫩，肿痛不甚，是虚火上炎；咽喉有灰白伪膜，不易剥脱，重剥可出血，随即复生为白喉，是肺胃热毒伤阴所致。

（三）望躯体、四肢

喉结处肿物突起，或大或小，随吞咽上下移动，称瘿瘤，多因肝气郁结，痰浊凝结，或地方水土因素所致；颈侧颌下肿块，累累如串珠，称瘰疬，由肺肾阴虚，虚火灼津为痰，或外感风火时毒，致气血壅滞，结于颈部而成；乳房红肿热痛，甚至破溃流脓，称乳痈，多因肝气不舒，胃热壅滞或外感邪毒所致；胸廓前后径小于左右径的一半，颈部细长，锁骨突出，上下窝凹陷，两肩向前，称扁平胸，多见于肺肾阴虚或气阴两虚；胸廓前后径与左右径约相等，颈短肩高，锁骨上下窝平展，肋间加宽，称桶状胸，多因久病咳喘损伤肺肾，肺气壅滞所致；一侧肢体萎废，运动不灵，称半身不遂，多见于中风。

（四）望皮肤

皮肤出现深红或青紫色，点大成片，平铺于皮肤下，摸之不碍手，压之不褪色者为斑；点小如粟，高出皮肤，摸之碍手，压之褪色者为疹。二者皆因热入营血所致，多见于外感热病。小儿皮肤出现斑丘疱疹，痘形椭圆，大小不等，浆薄如水，晶莹明亮，皮薄易破，不留痘痕，为水痘，由外感时邪，内蕴湿热所致。皮肤、面目俱黄者多为黄疸。

三、望 舌

望舌是通过观察舌体与舌苔的变化以诊察疾病的方法。舌通过经络与五脏相连，舌象可反映人体脏腑、气血、津液的盛衰和疾病的深浅轻重。其中舌质的变化主要反映脏腑虚实和气血盛衰；舌苔的变化可以反映病位深浅、病邪性质，以及胃气的有无。

舌面的不同区域分属于不同的脏腑。舌尖属心肺，舌中属脾胃，舌根属肾，舌边属肝胆（图6-1）。临床诊病时，可根据舌面特定区域的病理变化，推测相应脏腑的病变，为确定脏腑病位提供依据。需要与其他症状和体征综合考虑。

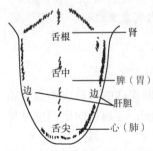

图6-1 舌面脏腑部位分属图

正常舌象表现为舌质荣润,颜色淡红,大小适中,柔软灵活,舌苔薄白,均匀有根。概括为"淡红舌,薄白苔"。

(一)望舌质

望舌质主要包括舌色、舌形、舌态等几个方面。

1. **望舌色** 主要分为淡白舌、红舌、绛舌、青紫舌等几种(表6-3)。

表 6-3 舌诊简表(舌色)

舌色	特点	主病
淡白舌	舌色较正常浅淡	气血虚证、阳虚寒证。淡白而舌体瘦薄,属气血不足;淡白而舌体胖嫩或边有齿痕,为阳虚寒证
红舌	舌色较正常深	热证。舌红苔黄厚为里热实证;舌红苔少或有裂纹为虚证;舌尖红为心火上炎;舌边红为肝胆有热
绛舌	舌体呈深红色	热盛。颜色越深,热邪越重
青紫舌	舌体呈青紫色	热证、寒证、血瘀证。绛紫而干燥为热极,或温热病邪入营血;淡紫或青紫而滑润为寒证;紫暗或见瘀斑为气滞血瘀

考点: *常见舌色的特点及主病*

2. **望舌形** 观察舌质的大小、齿痕、芒刺、裂纹等(表6-4)。

表 6-4 舌诊简表(舌形)

舌形	特点	主病
胖大舌	舌体较正常宽大、肥厚	阳虚水停、热毒亢盛。胖嫩色淡,属阳虚水停;舌红肿胀,属湿热内蕴或热毒亢盛
瘦薄舌	舌体较正常瘦小而薄	阴血不足。舌质淡多为气血不足;舌质红绛多属阴虚内热
齿痕舌	舌体胖大,边有齿痕	脾虚湿盛
芒刺舌	舌乳头增生、肥大,突起如刺	热邪亢盛。舌尖芒刺属心火亢盛;舌边芒刺属肝胆热盛
裂纹舌	舌体上有裂沟或皱纹	阴血亏虚,舌体失养。舌质红绛属热盛津伤;舌质淡属血虚不荣。也可见于少数正常人

考点: *常见舌形的特点及主病*

3. **望舌态** 舌态指舌体运动时的状态。常见病理状态有震颤、喝斜、痿软、强硬、短缩、吐弄等(表6-5)。

表 6-5 舌诊简表(舌态)

舌态	特点	主病
震颤舌	舌体不自主地颤抖	风证
喝斜舌	舌体偏歪于一侧	中风或中风先兆
痿软舌	舌体软弱无力,难于随意屈伸	气血两虚、阴液枯涸
强硬舌	舌体失于柔和,屈伸不利	邪热炽盛、中风先兆
短缩舌	舌体紧缩不能伸长	寒凝筋脉、热病津伤。属危重证候
吐弄舌	舌伸长,吐出口外为吐舌;舌微露口外,立即收回,或舌舔口唇上下左右为弄舌	心脾有热。吐舌见于疫毒攻心或正气已绝;弄舌为中风先兆或小儿智力发育不良

考点: *常见舌态的特点及主病*

(二)望舌苔

舌苔是胃气上蒸在舌面上形成的一层苔状物。望舌苔包括望苔色和望苔质。

1. **望苔色** 舌苔的颜色变化主要有白苔、黄苔、灰黑苔等几种（表6-6）。

表6-6 舌诊简表（苔色）

苔色	特点	主病
白苔	舌苔呈白色	表证、寒证。苔白而薄少，为薄白苔，为外感表证；白而厚腻，称厚白苔，为寒湿内阻
黄苔	舌苔呈淡黄、深黄或焦黄色	里证、热证。淡黄主热轻；深黄主热重；焦黄主热结
灰黑苔	舌苔呈灰黑色	寒证、热证。苔灰黑而湿润，为寒湿内盛；苔灰黑而干燥，为热盛伤津

考点：常见苔色的特点及主病

2. **望苔质** 有厚薄、润燥、腐腻、剥脱等（表6-7）。

表6-7 舌诊简表（苔质）

苔质	特点	主病
薄苔	透过舌苔能隐约看见舌体	表证
厚苔	透过舌苔不能看见舌体	里证
润苔	舌面润泽	津液未伤
燥苔	舌面干燥少津	燥热伤津
滑苔	舌面水分过多，伸舌欲滴	水湿内停
腐苔	苔质疏松，颗粒较大，容易揩去	食积、痰浊
腻苔	苔质致密，颗粒细腻，不易揩去	湿浊、痰饮、食积
剥脱苔	舌苔部分或全部剥离脱落	胃之气阴不足。其中地图舌，为胃气不足，胃阴损伤所致；光剥苔，为胃气大伤，胃阴枯竭之象

考点：常见苔质的特点及主病

四、望排出物

排出物是排泄物和分泌物的总称，如痰、涎、粪、尿、涕、汗、带下等。望排出物时，应注意观察其形、色、质、量等方面的变化，以测知其寒、热、虚、实的不同。一般来讲，排出物色淡白，质清稀，多属虚证、寒证；色深黄，质稠浊，多属实证、热证。

五、望小儿指纹

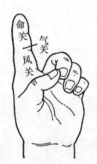

图6-2 小儿指纹三关图

小儿指纹是浮露于两手食指掌侧前缘的络脉。望指纹适用于3岁以内的幼儿。食指第一节为风关，第二节为气关，第三节为命关（图6-2）。正常指纹为红黄隐隐，隐现于风关之内。望小儿指纹主要观察其纹位、纹色、纹形三方面的变化。其临床意义可概括为：浮沉分表里，红紫辨寒热，淡滞定虚实，三关测轻重。即指纹浮显者多表证；指纹深沉者多里证。色鲜红者多风寒表证；色紫红者多里热证；色青者多惊风或痛证。色浅淡者多虚证；色浓滞者多实证。若指纹突破风关，显至气关，甚至命关，表明病情逐渐加重；若直达指端称为"透关射甲"，为病情危重。

第2节 闻 诊

闻诊是医生通过听声音和嗅气味来诊察疾病的方法。

一、听 声 音

案例导入 6-2

马某，女，50 岁，呼吸急促，喉中哮鸣反复发作 10 年，加重 1 周。患者哮喘 10 年，因天冷或受寒发作，夏季缓解。1 周前受寒哮喘发作，症见：呼吸急促，喉中哮鸣，胸闷如窒，张口抬肩，痰白量多，面色青晦，渴喜热饮，形寒肢冷。舌苔白滑，脉弦紧。

思考与讨论：该患者的哪些病情资料是通过闻诊获取的？诊断为何病？

听声音包括听患者的语言、呼吸、咳嗽、呕吐、呃逆等各种声响的变化。正常的声音发声自然、音调和谐、语言清楚、言与意符。

（一）发声

一般来讲，声音高亢有力为实证、热证；声音低弱无力为虚证、寒证。若声音嘶哑，称为暗哑；若完全不能发声，称为失音。其中新病者，多属实证，是外感风寒或风热，或痰浊壅滞，肺气不宣所致；久病者，多属虚证，是肺肾阴虚，肺失滋润所致。

（二）语言

神志不清，语无伦次，声高有力，称谵语，为热扰心神之实证；神志不清，语言重复，时断时续，声音低弱，称郑声，为心气大伤，精神散乱之危象；喃喃自语，喋喋不休，逢人便止，称独语，为心气不足或痰浊蒙蔽心窍；精神错乱，语无伦次，不避亲疏，称狂言，为痰火扰心或热入心包；言语不清，舌强謇涩，称言謇，为风痰阻络之中风。

（三）呼吸

呼吸气粗而快，属于实证、热证，见于外感热病；呼吸气微而慢，属于虚证、寒证，见于内伤虚损；呼吸困难，短促急迫，甚至鼻翼煽动，张口抬肩，难以平卧为喘，多因邪气壅塞，气机不利，或肺肾虚损，出纳无力所致；呼吸急促似喘，喉间哮鸣者为哮，哮证时发时止，反复难愈，为痰饮内伏，复感外邪所致。

（四）咳嗽

咳声重浊为肺实；咳声低弱少气或久咳声哑为肺虚。若咳声阵作，连续不断，叫声如鹭鸶，为百日咳，又称顿咳，常见于小儿，乃风邪与伏痰搏结，郁而化热，阻遏气道所致；若咳声如犬吠，喉间有白膜不易剥去，见于白喉，为肺肾阴虚，火毒攻喉所致。

（五）呃逆、嗳气、呕吐

呃呃连声，不能自制，声短而频，称呃逆，多由邪热客胃或脾胃虚寒所致；声长调低，能够自制，称嗳气，多由胃虚或寒邪犯胃或宿食不化所致。胃内容物自口中吐出，称呕吐。来势较缓，呕声低微为虚证或寒证；来势较猛，声响有力为实证或热证。

二、嗅 气 味

嗅气味包括患者身体及其排泄物、分泌物的异常气味及病室气味。嗅病气可了解病程长短、病邪轻重及寒热属性。一般而言，各种分泌物与排泄物的气味臭秽或腥臭者，多为实证、热证；气味不重或微有腥臭者，多为虚证、寒证。

第 3 节 问 诊

问诊是医生有目的地询问患者或陪诊者，以了解病情的方法。包括问一般情况、主诉、现病史、现在症等。本节重点介绍问现在症。现在症是患者就诊时所感到的痛苦与不适，以及与病情相关的全身情况，是临床诊断的主要依据。

链接

十 问 歌

一问寒热二问汗，三问头身四问便，五问饮食六问胸，七聋八渴俱当辨，九问旧病十问因，再兼服药参机变，妇女尤必问经期，迟速闭崩皆可见，再添片语告儿科，天花麻疹全占验。

一、问 寒 热

问寒热指询问患者有无怕冷和发热的感觉，可了解感邪性质和机体阴阳盛衰。根据寒热的不同，临床分为恶寒发热、但寒不热、但热不寒、寒热往来四种。

（一）恶寒发热

恶寒发热并见，见于外感表证。恶寒重发热轻，兼无汗、身痛等症，为表寒证，是外感风寒；发热重恶寒轻，兼口渴、面红等症，为表热证，是外感风热；发热恶风，兼汗出、脉浮缓等症，为表虚证，是外感风邪。

（二）但寒不热

患者只怕冷而无发热，为里寒证。里寒证又分为实寒和虚寒两种。新病恶寒为实寒，因寒邪直中，侵犯脏腑；久病畏寒为虚寒，因阳气虚衰，失于温煦。

（三）但热不寒

患者只发热不怕冷，为里热证。高热不退（体温超过 39℃），称壮热，常伴满面通红、口渴饮冷、大汗出、脉洪大，属里实热证。定时发热或按时热甚，如潮汐之有定时，称潮热。见于阴虚内热之午后或夜间潮热，或热结胃肠之日晡潮热，或湿热蕴结之午后潮热。轻度发热，热势较低，多在 37～38℃，称低热。见于阴虚内热，或气虚发热，或温热病后期余热未尽，或小儿夏季热。

（四）寒热往来

恶寒与发热交替发生，因正邪交争，互为进退，为半表半里证。见于伤寒少阳病和疟疾。

考点：问寒热的内容、种类及临床意义

二、问 汗

问汗是询问患者有无汗出异常的情况，以辨别疾病的寒热虚实。

（一）表证辨汗

表证无汗，属外感寒邪之表实证；表证有汗，属外感风邪之表虚证，或外感风热证。

（二）里证辨汗

日间汗出，动辄尤甚，称自汗，多为气虚或阳虚不固；睡时汗出，醒则自止，称盗汗，多为阴虚内热。亡阴、亡阳时所出之汗称绝汗。若汗出如油，汗热味咸，四肢温，脉细数无力为亡阴；若汗出如珠，汗凉味淡，四肢厥冷，脉微欲绝为亡阳。先恶寒战栗，而后汗出者为战汗，是热病正邪剧烈交争的表现。如汗出热退，脉静身凉，为邪去正复，疾病好转的征象；若汗出身热，烦躁不安，脉来疾急，为邪盛正衰，疾病恶化的表现。

考点：问汗的内容、种类及临床意义

三、问 疼 痛

案例导入 6-3

李某，女，17 岁，2018 年 6 月 5 日就诊。胃脘胀痛 2 日。2 日前因生活琐事与同宿舍同学发生争吵，而后出现胃痛纳呆，连胁走窜，胸闷太息，大便不爽。苔薄白，脉弦。

思考与讨论：患者胃痛属于哪种性质？如何做出诊断？

疼痛是临床最常见的自觉症状之一，其形成的病机不外乎两个方面：一是"不通则痛"，二是"不荣则痛"。问疼痛重点询问疼痛的性质、部位、程度、时间、喜恶等。

（一）问疼痛的性质

胀痛者，多为气滞；针刺样疼痛，多为血瘀；痛势较缓，尚可忍耐，绵绵不休者，多为虚证；冷痛喜温者，多为寒证；灼热疼痛，喜凉者，多为热证；疼痛之处固定不移者，多为血瘀或湿邪偏胜；疼痛游走不定，或走窜攻痛者，多为气滞或风邪偏胜。

（二）问疼痛的部位

前额连眉棱骨痛者，属阳明经；头两侧连太阳穴痛者，属少阳经；后头痛连项者，属太阳经；巅顶头痛者，属厥阴经；胸痛多为心肺病变；脘痛多为胃腑病变；胁肋痛多为肝胆病变；腰痛多为肾脏病变；腹痛则与脾、大肠、小肠、膀胱、胞宫等多个脏腑病变有关；四肢关节疼痛，多见于痹证，为外感风寒湿三邪所致。其中，以关节游走窜痛为特点者，称为风痹；以关节疼痛剧烈，喜热恶寒为特点者，称为寒痹；以关节疼痛，沉重不移为特点者，称为湿痹；风寒湿邪化热，以关节红肿热痛为特点者，称为热痹。

考点： 问疼痛的内容、种类及临床意义

四、问 饮 食

问饮食主要包括问饮水的多少、食欲的好坏等方面。

（一）问饮水

口渴明显，饮水量多，为津液大伤，可见于燥证、热证；渴不欲饮或饮水不多，为津液轻度损伤或津液输布障碍，可见于湿热、痰饮、瘀血等证。

（二）问饮食

不欲进食，食少甚至恶食，称纳呆，多为脾胃气虚、湿邪困脾、饮食积滞、肝胆湿热所致；患者食欲旺盛，多食易饥，称消谷善饥，多为胃火亢进，腐熟太过所致；患者有饥饿感，又不想进食，或进食不多，称饥不欲食，多因胃阴不足，虚火内扰所致。

考点： 问饮食的内容及临床意义

五、问 睡 眠

卫气昼行于阳经，阳气盛则醒；夜行于阴经，阴气盛则眠。问睡眠可以了解人体阴阳的盛衰。睡眠异常有失眠与嗜睡两种情况。

（一）失眠

失眠指患者经常不易入睡，或睡而易醒，甚至彻夜难眠。虚证多为心血不足，心神失养，或阴虚火旺，扰乱心神；实证多为痰火内盛或饮食积滞，扰乱神明。

（二）嗜睡

嗜睡指患者自觉神疲困倦，睡意很浓，时时欲睡。虚证多为脾虚气弱或阳虚阴盛，清阳不升；实证多为痰湿内盛，困阻清阳。

链 接

重视睡眠质量

一般成人每天睡 5～9 小时。睡眠时间的长短不是评定睡眠是否充足最重要的指标。只要睡醒后精神饱满，精力充沛，睡眠就算充足了；偶尔失眠也不必过分担忧；有规律的生活是避免失眠最有效的方法；睡前半小时内不宜过度运动；入睡前不宜过饱，避免饮酒、咖啡、茶、可乐等刺激性饮料；睡前喝牛奶有助于睡眠。

六、问 二 便

由于二便的排泄直接反映消化功能和水液代谢，故询问二便正常与否，可了解脏腑的功能，判断疾病的寒热虚实。

（一）问大便

问大便主要询问大便的次数、质地和排便感等方面。大便次数增多，便质稀软不成形，或呈水样，称泄泻，多因湿热，或寒湿，或伤食，或脾肾阳虚所致；大便次数减少，便硬难排，甚至多日不解，称便秘，多因实热，或实寒，或气虚，或血虚所致；大便带血，先便后血，血色暗紫，甚至黑如柏油，称为远血，多为胃脘出血；先血后便，血色鲜红，称为近血，常见于肠道脉络损伤；大便中含有较多未消化的食物，称完谷不化，多属脾肾亏虚；腹痛窘迫，时时欲泻，肛门重坠，便出不爽，称里急后重，多因湿热内阻，肠道气滞，见于痢疾；肛门有下坠感，甚至脱肛，常于劳累或排便后加重，多属脾虚气陷。

（二）问小便

问小便主要询问尿量、尿次和排尿感等情况。尿量增多，常见于虚寒证或消渴病；尿量减少，常见于热盛伤津或水湿内停；小便频数，多属下焦湿热或肾气不固；小便涩痛，多为湿热蕴结膀胱；小便失禁，多属肾气不固或下焦虚寒。

考点：问二便的内容及临床意义

七、问 经 带

妇女有月经、带下、妊娠、产育等生理特点，发生疾病时，常能引起上述方面的病理改变。因此，询问月经、带下等情况，可作为诊断妇科或其他疾病的依据。

（一）问月经

问月经主要询问月经周期、行经天数、经量、经色、经质，以及有无痛经、闭经等，以了解脏腑的功能和气血的盛衰、运行等情况。月经先期、量多，色淡红质稀多为气虚，色深红质稠多为血热；月经后期、量少，色淡红质稀多为精血亏虚，色紫黯夹有血块，多为寒凝血瘀；月经先后不定期，多为肝郁或肾虚；经前或经期小腹胀痛或刺痛，多属气滞或血瘀；小腹冷痛，得温则减，多属寒凝或阳虚；经期或经后小腹隐痛，多属气血两虚。

（二）问带下

问带下重点询问带下的量、色、质和气味等情况。带下量多，色白质稀如清涕，淋漓不断者，多属脾肾阳虚，寒湿下注；带下色黄质黏，气味臭秽者，多属湿热下注。

考点：问经带的内容及临床意义

八、问 小 儿

问小儿，除了一般的问诊内容外，还要注意询问小儿出生前后情况、出生后的预防接种、传染病史，以及常易引起小儿疾病的因素如外感、饮食、惊吓等。

第4节 切 诊

切诊是医生用手对患者体表进行触、摸、按、压，从而获得辨证资料的诊察方法，包括脉诊和按诊两部分。

一、脉 诊

脉诊又称"切脉"，是医生用手指触按患者脉之搏动，体察脉之形象，以了解病情、辨别病证部位、性质和正邪盛衰的诊察方法。

链 接

"起死回生术"

一次,扁鹊路过虢国,听说虢太子暴亡,举国悲哀。扁鹊诊之,问明情况,仔细诊脉,认为太子只是突然昏倒不省人事,鼻息微弱像死去一样的"尸厥"证。经扁鹊精心调治,虢太子果真苏醒并逐渐康复。从此,人们传说扁鹊有起死回生术。

(一)寸口诊法

1. 定义 寸口诊法是医生用食、中、无名指切按患者掌后高骨(桡骨茎突)内侧桡动脉搏动的一种诊察方法。寸口又分为寸、关、尺三部,以桡骨茎突为标记,其内侧为关,关前为寸,关后为尺(图 6-3)。两手各有寸、关、尺三部。寸、关、尺分候不同脏腑,左手寸、关、尺分候心、肝、肾;右手寸、关、尺分候肺、脾、命门。

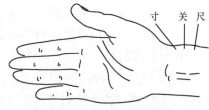

图 6-3 寸关尺部位示意图

2. 诊脉方法 患者安静休息片刻,取坐位或仰卧位,前臂自然伸展,与心脏平齐,手腕舒展,掌心向上,手指自然弯曲,腕关节下垫脉枕,使寸口显露。医生用中指定关,食指定寸,无名指定尺,布指的疏密与患者身长成正比,三指呈弓形,指头平齐,以指腹按触脉体。在寸、关、尺三部,使用举、按、寻三种指法以诊察脉象,合称"三部九候"。一呼一吸为"一息",医生在诊脉时应当调匀呼吸,静心宁神,以自己的呼吸计算患者的脉搏次数。诊脉时间不应少于 1 分钟,必要时还可适当延长。

(二)常脉

正常的脉象称为常脉,又称平脉。其形象特征是:寸、关、尺三部皆有脉,不浮不沉,不快不慢,一息四五至,不大不小,从容和缓,节律均匀,尺部沉取有一定力量。

常脉可受年龄、性别、体质、气候等因素的影响而略有改变。如小儿较成人脉快;女子脉稍细濡;瘦人脉较浮;冬季脉较沉。

(三)常见病脉及主病(表 6-8)

表 6-8 脉诊简表

脉象	特点	主病
浮脉	轻按即得,重按反减,如水上漂木	表证。浮而有力为表实;浮而无力为表虚
沉脉	轻取不应,重按始得,如石沉水底	里证。沉而有力为里实;沉而无力为里虚
迟脉	脉来迟缓,一息不足四至(脉搏每分钟 60 次以下)	寒证。迟而有力为实寒;迟而无力为虚寒
数脉	脉来急促,一息六至以上(脉搏每分钟 90 次以上)	热证。数而有力为实热;数而无力为虚热
虚脉	三部脉举、按、寻皆无力	虚证
实脉	三部脉举、按、寻皆有力	实证
洪脉	脉形宽大,来盛去衰,如波涛汹涌	热甚
细脉	脉细如线,应指明显	虚证、湿证
弦脉	端直而长,如按琴弦	肝胆病、痛证、痰饮
紧脉	脉来绷急,如牵绳转索	实寒证、痛证
滑脉	往来流利,应指圆滑,如珠走盘	痰饮、食滞、实热。妊娠妇女亦可见
涩脉	往来艰涩不畅,如轻刀刮竹	精伤、血少、气滞血瘀
濡脉	浮而细软,按之无力,如絮浮水	虚证、湿证

续表

脉象	特点	主病
结脉	脉来缓而时有一止，止无定数	阴盛气结、寒痰血瘀、癥瘕积聚
促脉	脉来数而时有一止，止无定数	阳盛实热、气血、痰饮、宿食停滞
代脉	脉来缓而时有一止，止有定数	脏气衰微

考点： 常见病脉的特点及主病

二、按 诊

按诊是医生对患者肌肤、脘腹、手足等部位进行触摸、按压，了解其温凉、润燥、软硬、压痛、肿块等异常情况，以推断疾病的部位和性质的一种诊察方法。

（一）按肌肤

肌肤灼热，为热证；肌肤清冷，为寒证。肌肤湿润，多为汗出或津液未伤；肌肤干燥，多为无汗或津液已伤。按之凹陷不起者，为水肿；随手而起者，为气肿。

（二）按脘腹

脘腹疼痛，按之痛减，局部柔软者，为虚证；按之痛剧，局部坚硬者，为实证。腹部肿块推之不移，痛有定处，按之有形者，为癥积，病属血分；肿块推之可移，痛无定处，聚散不定者，为瘕聚，病属气分。

（三）按手足

手足俱冷者，多为阳虚寒盛；手足俱热者，多为阳热炽盛。手掌心热者，多为内伤虚热；掌背热甚者，多为外感实热。

自 测 题

单项选择题

1. 黄色可见于下列哪一项病证（ ）
   A. 血虚证　　　B. 瘀血证　　　C. 痰饮证
   D. 脾虚证　　　E. 气脱证

2. 午后两颧潮红多属于何证（ ）
   A. 虚热证　　　B. 实热证　　　C. 戴阳证
   D. 肝胆湿热　　E. 脾胃湿热

3. 脏腑在舌面上的分布，一般认为舌中属于（ ）
   A. 肾　　　　　B. 肝胆　　　　C. 脾胃
   D. 心肺　　　　E. 大小肠

4. 黄苔一般主（ ）
   A. 寒证　　　　B. 热证　　　　C. 痰饮
   D. 湿证　　　　E. 瘀血

5. 得神的表现提示（ ）
   A. 精充气足神旺，属无病或病轻
   B. 正气不足，神气不旺
   C. 正气大伤，精气亏虚
   D. 精气衰竭，虚阳外越
   E. 阴阳离绝

6. 根据经络在头部的分布，厥阴经痛者多在（ ）
   A. 后项部　　　B. 头两侧　　　C. 后头部
   D. 头顶部　　　E. 前额

7. 候脉时，成人一息脉动几次为正常（ ）
   A. 3～4 次　　　B. 4～5 次　　　C. 5～6 次
   D. 6～7 次　　　E. 7～8 次

8. 右手寸口的关部对应的脏腑是（ ）
   A. 肝胆　　　　B. 脾胃　　　　C. 心
   D. 肾　　　　　E. 命门

9. 数脉的脉象主病常为（ ）
   A. 表证　　　　B. 里证　　　　C. 寒证
   D. 热证　　　　E. 实证

10. 患者恶寒发热，头身疼痛，无汗，鼻塞流涕，脉浮紧。其舌苔应是（ ）
    A. 白厚　　　　B. 薄白　　　　C. 黄腻
    D. 花剥　　　　E. 白腻

11. 患者经常夜间睡后汗出不止，醒则自止，称为（ ）
    A. 盗汗　　　　B. 自汗　　　　C. 绝汗
    D. 战汗　　　　E. 黄汗

12. 患者面目一身俱黄，皮色鲜明如橘色，应诊为（ ）
    A. 湿疹　　　　B. 阳黄　　　　C. 阴黄
    D. 水痘　　　　E. 水肿

13. 大便夹有不消化食物，酸腐臭秽者，多为（ ）
    A. 大肠湿热　　B. 寒湿内盛　　C. 伤食积滞
    D. 脾胃虚弱　　E. 肝胃不和

（14～16 题共用题干）

患者淋雨后，打喷嚏、鼻塞、流清涕、怕冷、发热、头痛。3 日后就诊体温 39℃，口渴欲饮，尿黄短少，舌红苔黄腻，脉数。

14. 该患者开始患病时的证属于（　　）
　　A. 表证　　　　B. 里证　　　　C. 半表半里证
　　D. 表里同病　　E. 以上都不是
15. 该患者就诊时的证属于（　　）
　　A. 表证　　　　B. 里证　　　　C. 半表半里证
　　D. 表里同病　　E. 以上都不是
16. 该患者的病变发展趋势是（　　）
　　A. 表寒里热　　B. 表热里寒　　C. 由表及里
　　D. 由里及表　　E. 以上都不是

【B 型题】
（17～18 题共用备选答案）
　　A. 阳气不足　　B. 营血亏虚　　　　C. 阳气暴脱
　　D. 虚阳上越　　E. 阴虚
17. 面色淡白而瘦弱多是（　　）
18. 面色淡白而虚浮多是（　　）
（19～20 题共用备选答案）
　　A. 颗粒细而致密　　B. 苔面有油腻状黏液
　　C. 两者均有　　　　D. 两者均非
　　E. 以上都不是
19. 腐苔的特点是（　　）
20. 腻苔的特点是（　　）

（邓芝伶）

第 7 章
辨 证

案例导入 7-1

张某，男，15岁。症见发热，微恶寒，头痛，咽痛，汗出，口微渴，舌边尖红，苔薄黄，脉浮数。
思考与讨论：同学们能对该患者做出诊断吗？

辨证，就是分析和辨别疾病的证候。即将四诊（望、闻、问、切）所收集到的症状和体征等资料，通过综合、分析、归纳，判断疾病的原因、病位、疾病性质，以及邪正盛衰等情况，从而做出正确诊断的方法。

中医辨证主要有八纲辨证、气血津液辨证、脏腑辨证、卫气营血辨证、三焦辨证、六经辨证等。本章节主要介绍八纲辨证、气血津液辨证、脏腑辨证。

第1节 八 纲 辨 证

八纲指阴、阳、表、里、寒、热、虚、实八个辨证纲领。八纲辨证是运用阴阳、表里、寒热、虚实八个辨证的纲领，对疾病的原因、部位、性质和邪正斗争消长情况进行分析、判断，归纳为不同证候的辨证方法。八纲辨证是各种辨证的总纲。

一、表 里 辨 证

表里是辨别病变部位深浅和病情轻重的纲领。一般皮毛、肌腠和经络在外属表；脏腑、气血、骨髓在内属里。

（一）表证

表证指六淫外邪从皮毛、口鼻侵入机体，正气（卫气）抗邪所表现的证候概括。见于外感病初起阶段，具有起病急、病程短、病位浅和病情轻的特点。

【临床表现】 以恶寒（或恶风）发热，头身疼痛，舌苔薄白，脉浮为主要特征，常兼有鼻塞、流涕、打喷嚏、咳嗽、咽喉痒痛等症状。

（二）里证

里证是相对表证而言，病位深于内（脏腑、气血、骨髓等）的证候。

里证的成因有三种：一是外感六淫之邪，内传入里，侵犯脏腑而成；二是外邪直接入里侵犯脏腑，比如寒邪直接损伤脾胃所导致的脾胃阳虚证的一系列临床症状；三是由七情内伤、饮食劳倦等因素，直接引起脏腑功能失调而出现的各种病证。

【临床表现】 里证临床表现复杂，凡非表证的一切证候皆属里证。其基本临床特点是：以脏腑症状为主要特征，无新起恶寒发热症状，一般病情较重，病程较长。具体证候表现见脏腑辨证等有关章节内容。

表证与里证的鉴别见表7-1。

表 7-1　表证与里证鉴别表

证候	病程	寒热	证候特征	舌象	脉象
表证	新病，病程短	恶寒发热并见	以头身疼痛，鼻塞或打喷嚏为常见症状	舌苔少有变化	浮脉
里证	久病，病程长	但寒不热或但热不寒	以内脏证候为主，如咳嗽、心悸、腹痛等症	舌苔多有变化	沉脉

考点：表证与里证的鉴别要点

（三）半表半里证

半表半里证指外感病邪由表入里的过程中，病邪既不在表，又未入里，介于表里之间的一类证候。

【临床表现】　寒热往来，胸胁胀满，口苦咽干，心烦，欲呕，不思饮食，目眩，舌尖红，苔黄白相兼，脉弦。

二、寒 热 辨 证

寒热是辨别疾病属性的纲领。寒证是机体阳气不足或感受寒邪所表现的证候，热证是机体阳气偏盛或感受热邪所表现的证候。所谓"阳盛则热，阴盛则寒""阳虚则寒，阴虚则热"。

（一）寒证

寒证是机体感受寒邪，或阳虚阴盛，机体功能活动衰减所表现的一类证候。寒证多因外感寒邪，或内伤久病，或过食生冷，损伤阳气，阴寒内盛所致。

【临床表现】　恶寒喜暖，肢冷蜷卧，口淡不渴或喜热饮，面色苍白，小便清长，大便稀溏，舌质淡，苔白而润滑，脉沉迟或沉紧。

（二）热证

热证是机体感受热邪，或阴虚阳盛，机体功能活动亢进所表现的一类证候。热证多因感受阳热之邪，或寒湿内郁化热，或七情内伤，郁而化火，或过度进食辛辣，蓄积化热等因素，导致脏腑阳气亢盛和阴液亏损所致。

【临床表现】　发热，不恶寒，烦躁不安，口渴喜冷饮，面红目赤，大便燥结，小便短赤，舌质红，苔黄，脉数。

寒证与热证的鉴别见表 7-2。

表 7-2　寒证与热证鉴别表

证候	面色	寒热	口渴	肢体	二便	舌象	脉象
寒证	白	恶寒喜暖	口淡不渴	手足厥冷	小便清长，大便溏薄	舌淡，苔白	沉迟
热证	赤	恶热喜凉	口渴喜冷饮	手足心热	小便短赤，大便秘结	舌红，苔黄	数

考点：寒证与热证的鉴别要点

三、虚 实 辨 证

虚实是辨别人体正气强弱和病邪盛衰的纲领。虚证指机体的精、气、血、津液等不足，表现出生理功能减退的一类证候；实证指感受外邪，或人体阴阳失调，邪气亢盛，表现出邪气盛而正气未虚的一类证候。即《素问·通评虚实论》所说："邪气盛则实，精气夺则虚。"

（一）虚证

虚证是以人体的正气虚弱，生理功能减退所产生的一类证候。虚证的形成，或因体质素弱（先天、后天不足），或因久病伤正，或因出血、失精、大汗，或因外邪侵袭损伤正气等而致。

【临床表现】　面色苍白或萎黄，精神萎靡，身疲乏力，心悸气短，形寒肢冷或五心烦热，自汗盗汗，大便溏泻，小便频数失禁，舌质胖嫩少苔或无苔，脉细无力。

临床分为气虚、血虚、阴虚、阳虚等。有关因脏腑不足而造成的虚证将在脏腑辨证章节中讨论。

（二）实证

实证指人体感受外邪，邪气亢盛，正气未衰，邪正斗争剧烈所产生的机体功能亢进的证候。实证的形成，多由外邪侵袭人体，或脏腑气血运行障碍，导致病理产物生成，如瘀血、痰饮、水湿等停滞体内所致。

【临床表现】 发热烦躁，呼吸气粗，胸胁、脘腹胀满、疼痛而拒按，痰涎壅盛，大便秘结，小便不利，或有痰饮、瘀血、水湿、食滞等，舌质老，苔厚腻，脉实有力。

虚证与实证的鉴别见表7-3。

表7-3　虚证与实证鉴别表

证候	病程	形体	精神	声息	疼痛	寒热	二便	舌象	脉象
虚证	长	虚弱	萎靡	声低息微	喜按	畏寒或五心烦热	小便清长，大便稀溏	舌质嫩，苔少	细弱
实证	短	壮实	尚好	声高气粗	拒按	恶寒或壮热	小便不利，大便秘结	舌苍老，苔厚腻	实而有力

考点：虚证与实证的鉴别要点

四、阴阳辨证

阴阳是概括疾病证候类别的总纲领。即表、实、热证属于阳证；里、虚、寒证属于阴证。

（一）阴证

阴证是机体阳气虚衰，阴寒偏盛或寒邪凝滞的证候。

【临床表现】 精神萎靡，声低气短，懒言，或咳喘无力，面色淡白或晦暗，形寒肢冷，纳差，口淡不渴，便溏，小便清长，舌质淡嫩，苔白润，脉迟弱。

（二）阳证

阳证指机体阳气亢盛，或邪热炽盛的证候。

【临床表现】 面赤，身热，烦躁不安，气粗声高，呼吸急促，痰涎壅盛，口渴喜冷饮，小便短赤，大便燥结，舌质红绛，苔黄燥，脉滑数有力。

（三）亡阴与亡阳

亡阴与亡阳是疾病过程中的危重证候，多为高热大汗不止，或剧烈吐泻，或失血过多，有阴液或阳气迅速而大量消耗的危重现象。亡阴有热象，亡阳有寒象。

1. 亡阴

【临床表现】 汗出而黏，身热，面色潮红，烦躁，呼吸短促，渴喜冷饮，甚则昏迷，舌红绛少津，脉细数无力。

2. 亡阳

【临床表现】 冷汗淋漓，四肢厥冷，气息微弱，面色苍白，表情淡漠，口不渴或喜热饮，甚则昏迷，舌淡，脉微弱。

亡阴证与亡阳证鉴别见表7-4。

表7-4　亡阴证与亡阳证鉴别表

证候	面色	寒热	汗出	气息	口渴	舌象	脉象
亡阴证	潮红	身热烦躁	汗出而黏	呼吸短促	渴喜冷饮	红绛少津	细数弱
亡阳证	苍白	四肢厥冷	冷汗淋漓	气息微弱	口淡不渴	舌质淡	微弱

阴阳之间是既相互对立，又依存互根的，阴液耗损必累及阳气，阳气耗伤必损及阴液，因此，亡阴可导致亡阳，而亡阳亦可导致亡阴。临床上若出现亡阴、亡阳证要高度关注，应迅速辨证并及时救治。

第2节　气血津液辨证

案例导入 7-2

王某，女，34岁。月经量多半年余，伴神疲乏力，面色不华，失眠健忘，舌质淡，脉细弱。医生给予归脾丸，每天3次，每次10g。3个月后病愈。

思考与讨论：患者为何证？

气血津液辨证，就是运用气血津液理论，分析辨别气、血、津液等各方面的病理变化。临床分为气病辨证、血病辨证、津液病辨证。

一、气 病 辨 证

气是构成和维持人体生命活动的最基本物质，具有运动的属性。气病证候临床上可分为气虚证、气陷证、气滞证和气逆证。

气病辨证鉴别见表7-5。

表7-5　气病辨证鉴别表

辨证类型	病因病机	主要证候
气虚证	元气虚损	神疲乏力，少气懒言，头晕，自汗，诸症动则加剧，舌淡，脉虚无力
气陷证	气虚下陷	面白无华，少气倦怠，眩晕，小腹坠胀，脱肛或子宫脱垂，舌淡苔白，脉弱
气滞证	气机阻滞	胸胁、脘腹胀痛，嗳气或矢气后诸症减轻，舌边红，脉弦
气逆证	气机上逆	咳嗽、喘息；呃逆、嗳气、恶心呕吐；头痛、眩晕、昏厥、呕血

考点：气虚证、气陷证、气滞证和气逆证的辨证内容

二、血 病 辨 证

血病可分为血虚证、血瘀证和血热证。

血病辨证鉴别见表7-6。

表7-6　血病辨证鉴别表

辨证类型	病因病机	主要证候
血虚证	血液亏虚	面白无华，唇甲色淡，倦怠乏力，头晕，心悸，两目干涩，失眠多梦，手足麻木，妇女经少或闭经，舌质淡，脉细弱
血瘀证	血液瘀滞	面青唇紫，肿块或痛处固定，痛如针刺，拒按，或见出血，或肌肤甲错，舌质紫暗有瘀斑，脉涩
血热证	热入营血	身热烦躁，夜间加重，口干不欲饮，或见各种出血证，妇女月经量多，舌质红绛，脉细数

考点：血虚证、血瘀证和血热证的辨证内容

三、津液病辨证

津液病辨证是临床各种原因所致机体水液或津液代谢障碍的证候。分为津液不足和水液停聚两个方面。

津液病辨证鉴别见表7-7。

表 7-7　津液病辨证鉴别表

辨证类型	病因病机	主要证候
津液不足证	津液亏虚	口干咽燥，五心烦热，皮肤干燥，大便秘结，小便短赤，舌红少津，苔薄黄，脉细数
水液停聚证	水液停滞	咳嗽痰多，或胸脘痞满，食少便溏，肢体沉重，或水肿，小便不利，舌胖有齿痕，苔厚腻，脉滑或濡

考点： 津液不足证和水液停聚证的辨证内容

第3节　脏腑病辨证

案例导入 7-3

李某，男，37 岁。胃脘部疼痛已十余年，多因受凉或吃冷食后发作，疼痛较剧烈，喜按喜热，食欲尚好，大便正常，舌质淡，苔白润，脉沉弦。

思考与讨论：该患者病在哪一脏腑？为何证？

脏腑病辨证是以脏腑学说为基础，根据脏腑的生理功能、病理变化，结合八纲辨证、气血津液辨证的方法，将四诊所收集到的资料进行分析、归纳与综合，是临床各科辨证的基础。

一、心与小肠病辨证

心主血脉，主神志，开窍于舌，其华在面。心与小肠互为表里关系。因此，心的病变主要表现为血脉运行和神志活动异常方面的证候。小肠主泌别清浊，其病变主要表现为大小便的异常。

心与小肠病辨证见表 7-8。

表 7-8　心与小肠病辨证

辨证类型	病因病机	主要证候
心气虚证	心气不足，鼓动无力	心悸，胸闷，气短，面白无华，神疲体倦，自汗，活动后加重，舌淡苔白，脉细弱或结代
心阳虚证	心阳不足，胸阳痹阻	心悸怔忡，心胸憋闷或疼痛，气短乏力，活动后加重，自汗，形寒肢冷，面色白或见晦暗，舌淡胖，苔白滑，脉细弱或结代
心血虚证	心血不足，心失濡养	心悸，失眠，眩晕，健忘多梦，面色淡白或萎黄，唇舌色淡，脉细弱
心阴虚证	心阴亏虚，阴虚内热	心悸，健忘，失眠多梦，五心烦热，消瘦，盗汗，口咽干燥，舌红少津，脉细数
心血瘀阻	心阳不振，瘀阻心脉	心悸怔忡，心胸憋闷，或胸骨后刺痛，痛引肩臂，时发时止，舌质紫暗有瘀斑，脉涩或结代。重者暴痛欲绝，口唇青紫，肢冷汗出，神昏，脉微欲绝
痰迷心窍	痰浊凝聚，蒙蔽心窍	神情呆滞，呕吐痰涎，语言不清，甚则神昏，意识不清，喉中痰鸣，舌苔白腻，脉弦滑
心火上炎，移热小肠	心火炽盛，下移小肠	心烦，失眠，面赤身热，口渴喜冷饮，口舌生疮，小便赤涩，尿道灼痛，或尿血，舌红苔黄，脉数

考点： 心与小肠病的辨证内容

二、肺与大肠病辨证

肺主气，司呼吸，主宣发、肃降，通调水道，开窍于鼻。肺与大肠互为表里关系。因此，肺的病变主要表现为呼吸功能障碍和水液代谢失常方面的证候。大肠主司传导，其病变主要表现为传导功能失常的证候。

肺与大肠病辨证见表 7-9。

表 7-9　肺与大肠病辨证

辨证类型	病因病机	主要证候
肺气虚	肺气亏虚，宣降失司	咳喘无力，咳声低微，动则气短，少气懒言，自汗畏风，舌淡苔白，脉虚弱
肺阴虚	肺阴虚损，虚热内扰	干咳无痰，痰少而黏，或痰中有血丝，咽干声哑，形瘦，颧红盗汗，舌红少津，脉细数
风寒犯肺	风寒袭肺，肺卫失宣	咳嗽气喘，咳痰稀白，鼻塞流清涕，恶寒发热，无汗，头身疼痛，舌苔薄白，脉浮紧
热邪壅肺	痰热阻滞，宣降失职	咳嗽气喘，痰稠色黄，或胸痛，咳吐脓血腥臭痰，鼻塞流浊涕，口渴咽痛，便干尿赤，舌红苔黄，脉数
燥邪犯肺	燥邪袭肺，损伤肺津	干咳，痰少而黏难咳，或痰夹血丝，鼻咽干燥，舌苔薄而少津，脉浮数
大肠湿热	湿热蕴结，阻滞气机	腹痛，下痢黏液脓血，里急后重，肛门灼热，小便短赤，伴身热口渴，舌质红，苔黄腻，脉滑数

考点：肺与大肠病的辨证内容

三、脾与胃病辨证

脾主运化，主统血，主肌肉和四肢，开窍于口，其华在唇；胃主受纳和腐熟水谷。脾与胃互为表里关系，两者共同完成饮食物的消化、吸收与输布，为气血生化之源。脾的病变主要反映在运化功能及统摄血液功能出现障碍；胃的病变主要表现在受纳、腐熟水谷及主通降功能失常等方面。

脾与胃病辨证见表 7-10。

表 7-10　脾与胃病辨证

辨证类型	病因病机	主要证候
脾气虚弱	脾气虚衰，运化失职	面色淡白或萎黄，乏力，食少纳差，腹胀便溏，或小腹坠胀、阴挺、脱肛，或崩漏，便血，舌淡苔白，脉细弱
脾胃虚寒	脾阳虚损，阴寒凝滞	脘腹隐痛，喜温喜按，形寒肢冷，大便稀溏，完谷不化，或肢体浮肿，或白带量多质稀，舌淡胖，苔白滑，脉沉迟
寒湿困脾	脾失健运，寒湿中阻	呕恶食少，腹胀便溏，头身困重，口淡不渴，小便短少，或四肢浮肿，或肌肤面目发黄，黄色晦暗，舌淡胖，苔白腻，脉濡缓
湿热蕴脾	湿热内蕴，脾失健运	脘痞呕恶，纳差，便溏，身重困倦，小便短赤，或面目肌肤发黄，黄色鲜明，舌红，苔黄腻，脉濡数
胃阴虚	胃阴不足，虚热内扰	胃脘隐隐灼痛，不思饮食，或脘痞不舒，或干呕呃逆，口燥咽干，大便干结，舌红少津，脉细数
食滞胃脘	食滞胃脘，胃失和降	胃脘胀满疼痛，嗳气吞酸，或呕吐酸腐食物，吐后痛减，或肠鸣矢气，泻下酸腐臭秽，舌苔厚腻，脉滑
胃寒	寒邪郁滞，胃阳受损	胃脘冷痛，遇寒加剧，得温则减，口淡不渴，口泛清水，或恶心呕吐，舌苔白滑，脉沉迟
胃火亢盛	胃火亢盛，失于和降	胃脘灼热疼痛，口渴喜冷饮，或食入即吐，或消谷善饥，或牙龈肿痛，齿衄口臭，大便秘结，小便短赤，舌红苔黄，脉滑数

考点：脾与胃病的辨证内容

四、肝与胆病辨证

肝主疏泄，主藏血，主筋，其华在爪，开窍于目。肝与胆互为表里关系。肝的病变主要表现在疏泄失常，血不归藏，筋脉不利及各种目疾等方面的证候。胆主贮藏和排泄胆汁，促进消化，胆的病变主要表现在胆汁排泄失常方面的证候。

肝与胆病辨证见表 7-11。

表 7-11　肝与胆病辨证

辨证类型	病因病机	主要证候
肝气郁结	肝失疏泄，气机郁结	胸胁及少腹胀痛，善太息，抑郁烦躁，或妇女乳房胀痛，月经不调，苔薄，脉弦
肝火上炎	肝郁化热，循经上扰	面红目赤，头晕，烦躁易怒，胁肋灼痛，口苦，耳鸣，便秘尿赤，舌红苔黄，脉弦数
肝血虚	肝血亏耗，失于濡养	眩晕耳鸣，面白无华，两目干涩，视力减退，或夜盲，肢麻震颤，筋脉拘急，爪甲不荣，妇女月经量少色淡，舌淡，脉细弱
肝阴虚	肝阴不足，虚火内生	胁肋灼痛，两目干涩，眩晕耳鸣，或五心烦热，潮热盗汗，或筋脉拘急，手足蠕动，舌红少津，脉细数
肝阳上亢	肝肾阴虚，肝阳上亢	头痛头胀，眩晕耳鸣，面红目赤，急躁易怒，失眠多梦，腰膝酸软，舌红绛，脉弦数
肝风内动	肝阳上扰，肝阳化风	眩晕欲仆，头痛项强，肢体震颤，舌红，苔白腻，脉弦数。甚或突然昏倒，不省人事，口眼㖞斜，半身不遂，舌强不语，喉中痰鸣

考点：肝与胆病的辨证内容

五、肾与膀胱病辨证

　　肾藏精，主生长发育与生殖，主水，主纳气，主骨生髓，通于脑。肾的病变多反映在生殖机能、生长发育、水液代谢的异常。常见症状：腰膝酸软，耳鸣耳聋，牙齿松动，阳痿遗精，经少经闭，以及水肿、二便异常等。膀胱的功能主要是贮尿和排尿，膀胱的病变主要表现为排尿异常。常见症状：尿频、尿急、尿痛及遗尿、小便失禁等。

　　肾与膀胱病辨证见表 7-12。

表 7-12　肾与膀胱病辨证

辨证类型	病因病机	主要证候
肾阳虚	肾阳虚损，温煦失司	面白无华，畏寒肢冷，腰膝冷痛，眩晕耳鸣，夜尿频多，或少尿，水肿，或男子阳痿，女子不孕，舌淡苔白，脉沉弱
肾阴虚	肾阴亏耗，虚热内生	眩晕耳鸣，失眠健忘，腰膝酸软，颧红，盗汗，五心烦热，男子遗精或精少不育，女子经少或经闭不孕，舌红少苔，脉细数
肾气不固	肾气亏虚，固摄失职	腰酸膝软，神疲乏力，小便频数，或遗尿失禁，女子白带清稀，胎动易滑，男子滑精早泄，舌淡苔白，脉沉弱
膀胱湿热	湿热蕴结，气化失司	尿频，尿急，尿涩少灼痛，或尿黄赤浑浊，或尿血，或尿有砂石，或发热，腰及小腹胀痛，舌红，苔黄腻，脉滑数

考点：肾与膀胱病的辨证内容

六、脏腑兼病辨证

　　人体是一个统一的整体，机体各脏腑组织器官在生理上是密切联系的，病理上又是相互影响的。临床辨证时，若出现两个脏腑同时发病，或相继发病，即为脏腑兼病。常见心肾不交、心脾两虚、脾肾气虚、脾肾阳虚、肝肾阴虚、肝脾不调、肝胃不和、肝火犯肺等。

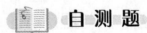 自 测 题

单项选择题
【A 型题】

1. 八纲指表里、寒热、虚实和（　　）

　　A. 表里　　　　　B. 寒热　　　C. 虚实

　　D. 阴阳　　　　　E. 以上都不是

2. 下列哪项不是表里证的鉴别要点（　　）

　　A. 寒热症状　　　　B. 内脏证候是否突出

　　C. 汗出情况　　　　D. 舌象

　　E. 脉象

3. 八纲辨证中，辨别邪正盛衰的纲领是（　　）

A. 表里　　　　B. 寒热　　　　C. 虚实

D. 阴阳　　　　E. 以上都不是

4. 危重患者出现四肢厥冷，头额冷汗大出，属于（　　）

A. 阴虚　　　　B. 阳虚　　　　C. 亡阴

D. 亡阳　　　　E. 以上都不是

5. 下列哪项不是气虚证的症状（　　）

A. 脉虚无力　　B. 神疲乏力　　C. 畏寒肢冷

D. 少气懒言　　E. 舌质淡嫩

6. 下列哪项不是津液不足证的临床表现（　　）

A. 渴喜漱水不欲咽　　　B. 舌红少津

C. 小便短少　　　　　　D. 大便干燥

E. 皮肤干燥

7. 患者自觉胸胁胀闷且窜痛，胁下痞块，刺痛拒按，急躁易怒，舌紫暗，脉涩。应辨证为（　　）

A. 血寒证　　　B. 血瘀证　　　C. 气虚血瘀证

D. 气血两虚　　E. 气滞血瘀证

8. 患者，女，症见：咯血，烦躁，身热，舌红绛。应诊断为（　　）

A. 血寒证　　　B. 血瘀证　　　C. 血热证

D. 气虚证　　　E. 气滞证

9. 下列哪项不是肺气虚证的症状（　　）

A. 咳喘无力　　B. 心悸多梦　　C. 痰液清稀

D. 自汗畏风　　E. 气少不足以息

10. 患者，男，46 岁。近半月以来眩晕耳鸣，头痛目胀，面红目赤，腰膝酸软，脉弦细数。证属（　　）

A. 肝阳上亢　　B. 肝肾阴虚　　C. 肝火上炎

D. 肝气郁结　　E. 以上都不是

11. 患者，女，20 岁。牙龈肿痛 2 天，口渴饮冷，大便干结，小便短赤，舌红苔黄，脉弦。临床辨证最有可能的是（　　）

A. 心火亢盛　　B. 阴虚火旺　　C. 风热犯肺

D. 胃火炽盛　　E. 痰火扰心

12. 症见：心烦不寐，面红，口舌生疮，小便赤涩，尿道灼痛，舌尖红，苔黄，脉数。辨证为（　　）

A. 心火亢盛　　B. 痰火扰心　　C. 肝火上炎

D. 小肠实热　　E. 胃火炽盛

13. 肝病辨证中，最具有特征的临床症状是（　　）

A. 头晕目眩　　B. 口干口苦　　C. 胁肋胀痛

D. 心烦易怒　　E. 苔白脉弦

14. 症见：胃脘及两胁胀痛，吞酸嘈杂，呃逆嗳气，舌苔薄黄，脉弦。证属（　　）

A. 胃火炽盛　　B. 肝胃不和　　C. 肝脾不调

D. 胃气上逆　　E. 脾胃虚弱

15. 老年患者咳喘十余年，伴神疲乏力，气短，呼多吸少，自汗，耳鸣，舌淡，脉细弱。诊断为（　　）

A. 肺气虚证　　B. 肾气不固　　C. 脾肺气虚

D. 心肺气虚　　E. 肺肾气虚

16. 患者，女，23 岁。2 天前因受凉出现鼻塞流清涕，今天又见咳嗽，咳痰色白，有恶寒感，无发热，舌淡苔白，脉浮。此证为（　　）

A. 脾肺气虚　　B. 寒痰阻肺　　C. 风寒犯肺

D. 心肺气虚　　E. 痰湿阻肺

【B 型题】

（17～18 题共用备选答案）

A. 血瘀心脉证　　　B. 痰阻心脉证

C. 寒凝心脉证　　　D. 气滞心脉证

E. 气虚血瘀证

17. 胸痛彻背，遇冷加剧多见于（　　）

18. 心胸闷痛、心悸痰多多见于（　　）

（19～20 题共用备选答案）

A. 胃寒证　　　B. 胃火证　　　C. 胃阴虚证

D. 食滞胃脘证　　E. 肝胃不和证

19. 胃脘胀痛，嗳腐吞酸多见于（　　）

20. 胃脘隐隐灼痛，饥不欲食多见于（　　）

（何绪良）

第 **8** 章

预防与治则

预防与治则指预防疾病的发生和治疗疾病的原则，最终目的都是为了维护人类的身体健康，提高其生活质量。这是中医学理论体系的重要组成部分。

第1节 预 防

预防指采取一定的措施，防止疾病的发生与发展。中医学历来十分重视对疾病的预防，早在《内经》中即提出了"治未病"的预防思想，《素问》载："圣人不治已病治未病，不治已乱治未乱……夫病已成而后药之，乱已成而后治之，譬犹渴而穿井，斗而铸锥，不亦晚乎！"所谓治未病，包括未病先防和既病防变两个方面的内容。

一、未 病 先 防

未病先防，就是在疾病未发生之前，采取有效措施做好各种预防工作，以防止疾病的发生。未病先防，应从增强人体正气和防止病邪侵害两方面入手。

（一）增强人体正气，提高抗病能力

1. **调节情志** 《素问》说："恬淡虚无，真气从之，精神内守，病安从来。"人的精神、情志活动与脏腑功能、气血运行等有着密切的关系。长期处在精神紧张或者突然遭受强烈的刺激时，容易造成人体脏腑气机紊乱，使气血阴阳失调而发生疾病。因此我们要重视情志的调节，保持良好的心理状态，创造优美的生活环境和舒适的工作环境，营造幸福的家庭氛围和正常的人际关系。这样才能保证人体的气机调畅，气血平和，正气充沛，从而防止和减少疾病的发生。

2. **强健身体** 生命在于运动，运动是健康之本，适度地锻炼身体能够促使经脉通利，血液畅行，从而提高抗病能力。东汉时代，华佗就倡导锻炼强身以防病，并编创了"五禽戏"。他根据中医原理，模仿虎、鹿、熊、猿、鸟五种动物的动作和神态，编创了一套导引术来锻炼身体。合理适量的运动包括五禽戏、太极拳、八段锦、易筋经、广播操、广场舞、跑步等，都可以使人精力充沛，身体强健。

3. **饮食均衡** 《医学心悟》中有"莫嗜膏粱，淡食为最"之句。饮食要多样化，要合理搭配才能满足机体对营养的需求。如在饮食方面要注意饥饱适宜，五味调和，不偏嗜过量，多食蔬菜水果，少食肥甘厚味，不过冷过热。因为饮食不节制，会伤及脾胃，如果脾胃功能衰弱，人体会营养失衡、脏腑功能减退，导致正气虚衰。

4. **顺应四时** 《内经知要》有"和于阴阳，调于四时"，春夏"夜卧早起"，秋季"早卧早起"，冬季"早卧晚起"之论。人生活在自然之中，所以应顺应四时气候的变化规律来安排作息时间，培养有规律的起居习惯。

（二）防止病邪侵害

1. **药物预防** 《素问》中即有"小金丹……服十粒，无疫干也"之论，由此可见，我们的祖先很早就开始用药物预防疾病了。我国在16世纪时就已经发明了预防天花的人痘接种法，是人工免疫的先驱，为后世预防接种免疫学的发展开辟了道路。随着中医药的发展，用贯众、板蓝根、大青叶

预防流感和痄腮；用茵陈、栀子等预防肝炎；用马齿苋等预防菌痢，都是简便易行，用之有效的方法。此外，用苍术、艾叶、白芷等烟熏消毒也可防病。

2. 避其邪气　邪气是导致疾病发生的重要条件，因此要防止疾病的发生，应该采取各种措施防止邪气侵袭。如讲究卫生，空气流通，并防止环境、水源和食物污染，避免六淫、疫疠、饮食等致病；在日常生活和劳作中防范跌仆损伤、虫兽咬伤等各种外伤。

> **考点：** 未病先防的内容

二、既病防变

既病防变指疾病已经发生，应早期诊断，早期治疗，以防止疾病的发展与传变，达到早日治愈的目的。

（一）早诊早治

疾病初期，病情轻浅，正气未衰，易于治愈。如果不及时诊治，病邪就可能由表传里，病情就会由轻而重，耗损正气，使治疗变得困难。因此，一定要做到早期诊断，及早治疗，这是防治疾病的重要原则。

（二）防止传变

我们在疾病发展过程中，应了解疾病的发展规律和传变途径，及时采取相应的防治措施，控制病邪侵害未受邪之地，以防止病情向深重方向发展和恶化。《金匮要略》中所说的"见肝之病，知肝传脾，当先实脾"就是防止传变的典范。

> **考点：** 既病防变的内容

第 2 节　治　　则

案例导入 8-1

高某，女，32 岁。喘哮痰鸣，咳痰清稀并且量多，伴有形寒肢冷，胸闷。

思考与讨论： 该患者应诊断为何种病证？对此证应采取哪种治疗原则？

治则是治疗疾病时必须遵循的基本原则。治法是在治则指导下所确定的具体治疗方法。

一、治　病　求　本

治病求本，首见于《素问·阴阳应象大论》"治病必求于本"。治病求本，就是在治疗疾病时探求出导致疾病的根本原因，并据此进行治疗。

（一）治标与治本

标与本常用来说明疾病过程中的各种矛盾关系。若以病因与症状而言，病因是本，症状是标；以发病先后而言，先发病是本，后发病是标。在临床中，医生需要从复杂多变的病症中分清标本缓急，遵循"急则治其标，缓则治其本，标本兼治"的原则。

1. 急则治其标　指病势急骤、病情危急而必须先治其标，若不及时治疗，有可能危及患者生命。如大出血患者，其在短时间内出血量很多，所以要先采取应急措施进行止血，此为治其标，待血止病情缓解后，再根据出血的病因病机予以治疗，此为治其本。

2. 缓则治其本　指病势不急时根据病因进行治疗的原则。这对慢性病或急性病恢复期的治疗有重要指导意义。如肺阴虚所致的咳嗽，肺阴虚为本，咳嗽为标，治疗时采用滋阴润肺的方法，使肺阴充足，咳嗽随之而愈。

3. 标本兼治　指标病与本病并重，治疗时应采用标本兼治的原则。如肾不纳气之喘咳，本病为肾气虚，标病为肺失肃降，治疗宜益肾纳气，肃肺平喘，标本兼顾。

（二）正治与反治

正治和反治，出自《素问·至真要大论》的"逆者正治，从者反治"之论。临床中多数病证的本质与其表现是一致的，但某些病证的本质与其表现却不一致，即出现了假象。

1. **正治** 是逆其证候性质而治的一种治疗法则，又称"逆治"，适用于疾病的临床表现与疾病本质相一致的病证，是临床上最常用的一种治则。常用的正治法有以下四种：

（1）寒者热之：病证出现寒象，用温热药治疗。如表寒证用辛温解表法，里寒证用辛热温里法等。

（2）热者寒之：病证出现热象，用寒凉药治疗。如表热证用辛凉解表法，里热证用苦寒清热法。

（3）虚者补之：病证出现虚象，用补益扶正药治疗。如阳气虚弱用温阳益气法。

（4）实者泻之：病证出现实象，用攻邪泻实的药治疗。如食积证用消导法，血瘀证用活血化瘀法等。

2. **反治** 是顺从疾病假象而治的一种治疗方法，又称"从治"，适用于疾病的临床表现与疾病本质不一致的病证。实质上仍是"治病求本"。常用的反治法有以下四种：

（1）热因热用：用温热性药物治疗具有假热现象病证的方法。适用于阴寒内盛，格阳于外的真寒假热证。

（2）寒因寒用：用寒凉性药物治疗具有假寒现象病证的方法。适用于阳热炽盛，格阴于外的真热假寒证。

（3）塞因塞用：用补益药物治疗具有闭塞不通症状病证的方法。适用于因虚而致闭塞不通的真虚假实证。

（4）通因通用：用通利药物治疗具有实性通泄症状病证的方法。适用于真实假虚证。

考点：治病求本的应用

二、扶正祛邪

疾病的发生与发展的过程就是正气与邪气相互斗争的过程。正盛邪衰则病退，邪盛正衰则病进。因此治疗疾病时就是要扶助正气，祛除邪气，从而改变正邪双方力量的对比，使疾病向痊愈的方向转化。扶正适用于虚证；祛邪适用于实证；若虚实错杂，应扶正祛邪并用，分清虚实的主次缓急，以确定扶正祛邪的主次、先后。

（一）扶正

扶正即扶助正气，就是使用扶正的药物或其他方法，增强体质，提高抗病能力。扶正之法适用于以正气虚为主的虚性病证，如气虚证、阳虚证、血虚证、阴虚证，可采用益气、壮阳、养血、滋阴等方法治疗，即《内经》"虚则补之"的运用。

（二）祛邪

祛除邪气，就是使用祛除邪气的药物，达到邪去正复的目的。适用于正气未衰而邪气为主的实性病证，如发表、攻下、清热、祛痰等，即《内经》"实则泻之"的运用。

（三）先扶正后祛邪

先扶正后祛邪适用于正虚邪实的虚实错杂证，以治疗正气虚衰为主的患者。因正气过于虚弱，攻邪则更伤正，故应先扶正而后祛邪。如某些虫积患者，因正气太虚弱，不宜驱虫，在治疗时应先健脾以扶正，使正气恢复，然后再驱虫消积。

（四）先祛邪后扶正

在治疗虽然邪盛正虚，但正气尚耐攻伐，或同时兼顾扶正反会助邪的病证时，应先祛邪而后扶正。如瘀血所致的崩漏证，瘀血不去，则崩漏难止，故应先用活血祛瘀法，然后补血。

（五）扶正与祛邪兼用

此方法适用于正虚邪实的病证，以"扶正不致留邪，祛邪不致伤正"为原则。正虚较急重者，应以扶正为主，兼顾祛邪；邪实较急重者，则以祛邪为主，兼顾扶正。

考点：扶正祛邪的应用

三、平衡阴阳

《内经》认为："阴平阳秘，精气乃治。"疾病的发生是人体的阴阳失去了平衡。调整阴阳，补偏救弊，采取损其有余，补其不足的原则，恢复阴阳的相对平衡。

（一）损其有余

对阴阳偏盛，即阴或阳的一方过盛的邪实病证，采用"实则泻之"的方法来治疗。如"阳盛则热"的实热证，用"热者寒之"的方法祛除阳邪；"阴盛则寒"的实寒证，用"寒者热之"的方法祛除阴邪。《素问》指出："阴盛则阳病，阳盛则阴病。"

（二）补其不足

对于阴阳偏衰，即阴或阳的一方或双方虚损不足的正虚病证，采用"虚则补之"的方法来治疗。如"阴虚则热"的虚热证，当滋阴以制阳，即"阳病治阴"或"壮水之主，以制阳光"；对于"阳虚则寒"的虚寒证，当补阳以制阴，即"阴病治阳"或"益火之源，以消阴翳"；补益阴阳，应根据阴阳互根互用的理论，在补阴时适当配用补阳药，补阳时适当配用补阴药，即"阳中求阴""阴中求阳"。

考点：平衡阴阳的应用

四、三 因 制 宜

三因制宜，指治疗疾病要根据季节、地区以及患者的年龄、性别、体质等情况不同，制订适当的治疗方法。具体包括因时、因地、因人制宜三方面。

（一）因时制宜

根据不同季节气候特点，制订适宜的治疗方法和用药原则。四季气候的变化，对人体生理功能、病理变化都能产生相应的影响，正如《素问·六元正纪大论》所说："用寒远寒，用凉远凉，用温远温，用热远热，食宜同法。"

（二）因地制宜

根据不同地区的地理环境特点，来制订适宜的治疗方法和用药原则。

（三）因人制宜

根据患者年龄、性别、体质等个体差异，制定适宜的治疗方法和用药原则。小儿用药剂量宜小；老人用药剂量较成人轻，祛邪峻猛之药慎用；经期和妊娠期妇女，峻下等药当慎用或禁用。形体壮实者药量宜大，形体弱小者药量宜小；阳盛或阴虚之体，慎用温热之剂；阳虚或阴盛之体，则应慎用寒凉之药。

考点：三因制宜的应用

自 测 题

单项选择题

1. 患者赵某，月经期感受风邪，周身酸痛，疲乏，中医辨证为体虚外感，其治则是（　　）

　　A. 调理气血　　　　　　B. 平衡阴阳

C. 未病先防　　　　　D. 扶正祛邪

E. 急则治其标

2. "见肝之病，当先实脾"的治疗原则当属（　　）

　　A. 平衡阴阳　　　　　　B. 治病求本

C. 早治防变　　　　　D. 扶正祛邪

E. 三因制宜

3. 气虚患者复感外邪，应采用的治疗法则是（　　）

　A. 治其标　　　B. 治其本　　　C. 先治标后治本

　D. 先治本后治标　E. 标本同治

4. 下列何项属正治法则（　　）

A. 标本兼治　　　B. 寒因塞用　　　C. 寒者热之

D. 热因热用　　　E. 寒因寒用

5. 下列何项属从治法则（　　）

　A. 热因热用　　　B. 寒者热之　　　C. 热者寒之

　D. 实则泻之　　　E. 虚则补之

（闫丽丽）

第 3 篇

中药学基础

第 *9* 章

中药基本知识

中药是在中医理论指导下，用以防治疾病的天然药物及其简单加工品。它包括植物药、动物药、矿物药及部分化学、生物制品类药物。其中，植物药占大多数，应用最广，故古代将中药称为"本草"。

其在临床上的确切疗效，特别是对许多慢性病、疑难病是客观的和不可否认的，目前已在东南亚、日本、韩国等地得到广泛应用，有 100 多个国家的患者选择接受中医药治疗。

第1节 中药的采制

一、品种与产地

（一）品种

中药用于临床疾病的防治，药材的（植物、动物或矿物）品种来源必须正确。否则，不仅原有药物的疗效无法保证，还可能使患者病情加重甚至危及生命。中药同物异名和同名异物的现象，常常造成中药品种混乱，影响了中药的临床应用。为了确保中药品种正确，在临床用药和收集民间用药时，一定要认清其品种来源，使用其正名。凡《中华人民共和国药典》（简称《中国药典》）收载的品种，必须以《中国药典》最新版的名称为准，避免乱用别名，更不能杜撰名称，造成混乱。

（二）产地

大多数中药材以植物、动物及矿物直接入药，其生长或形成离不开一定的自然条件，故具有一定的地域性。为了保证天然药材质量，人们逐渐形成了"道地药材"的概念。所谓"道地药材"，指具有明显地域性，品种优良，生长环境适宜，栽培（或养殖）及加工合理，生产相对集中而产量较大，质量优于其他产地的药材。药材的产地决定药物好坏，是临床疗效的关键。长期以来，四川的黄连、附子、川芎、川贝母，东北的人参、细辛、五味子，河南的地黄、山药、牛膝，甘肃的当归，山东的阿胶，山西的党参，宁夏的枸杞，广东的藿香等，都是著名的道地药材。

二、采集与贮存

中药的采集和贮存方法是否合理，直接影响药材中有效化学成分的含量，进而影响临床疗效。

（一）采集

对于动物和植物药材，应选择在其有效成分含量最高时采收。通常以入药部分的成熟程度作为依据（表 9-1）。

表 9-1　植物药材的采收表

植物类别	采收时间
全草类	多数在植物充分生长、枝叶茂盛的花前或刚开花时采收
叶类	通常在花蕾将开或正在盛开的时候采收
花类	多在花盛开时采收，可分批次采收

续表

植物类别	采收时间
果实和种子类	多数在果实成熟时或将成熟时采摘
根和根茎类	一般于秋末或春初，有效成分含量高，产量质量均佳的时节采收
树皮	一般于春、夏时节植物生长旺盛，营养丰富，质量好，且树皮易于剥离的时节采收
根皮	常于秋后苗枯，或早春萌发前采收

药物的采收有其客观规律。不可无计划滥采，破坏药源。要做到合理采收，保护生态环境，使药材资源持续利用。

> **链接**
>
> 中药的采收
>
> 现代研究认为：生物在不同生长发育阶段，其体内化学物质的积累不同，甚至有很大区别。第一，与生长年限有关，如西洋参根中所含人参皂苷，第 4 年含量较多，第 5 年比第 4 年虽有增长，但幅度甚小，故在第 4 年后采集；甘草中甘草酸，第 4 年含量最高，达 10.52%。第二，随月份（季节）而变化，如人参总皂苷的含量以 6～9 月份最高，黄连中小檗碱含量大幅度增高可连续至第 6 年，而同一年中又以 7 月份含量最高。第三，与时辰相关，如曼陀罗中生物碱的含量，叶中早上的含量最高，而根则在傍晚的含量最高。

（二）贮存

中药的合理贮存，对保证中药的质量稳定有重要意义。

药物贮存保管的目的，主要是为了防止霉变、虫蛀、鼠咬、变质而降低药效。中药材经采集后，除少数用鲜品外，一般都要干燥或初步加工，然后进行保管贮存。贮存不当，会出现虫蛀、霉变、变色、走油等变质现象，不仅药材外观差，质量降低，影响疗效，甚至会危及患者生命。因此，必须高度重视中药的贮藏和养护，注意将传统经验与现代科学养护技术相结合，做到科学贮藏，保证用药安全、有效。

1. 中药材的"新陈"　绝大多数药材随着贮存时间延长，其所含有效化学成分会降低，进而影响质量。研究表明：益母草的主要有效成分是其所含的生物碱，在贮藏 1 年后，其总生物碱含量会明显下降。所以，一般药物不宜贮存太久，用药宜"新"。有少数药物"用药宜陈"。如橘皮、半夏、麻黄等，皆须陈久。临床还有用陈棕炭、陈艾叶等习惯，但不能理解为贮存越久越好。一些植物药或动物药鲜用与干用后，作用的强弱会有差异。

2. 中药保管贮藏　易变质的药材，应在合理加工处理后再入库贮存。贮存期间，应经常检查，注意调节库房内的温度和湿度，注意翻晒或烘烤，必要时进行安全有效的灭虫处理。对于容易"走油"的药材，要合理采购，避免积压，并尽可能贮放于密闭容器中。毒药和贵重药品，应专人专柜保管，防止意外事故的发生。

三、炮制与制剂

（一）炮制

中药材在制备成各种剂型之前，需要进行必要的加工处理，统称为炮制。炮制古称"炮炙""修治"。药物炮制与否，或炮制方法是否合理，直接关系到医疗效果，历代医家对此十分重视，并积累了许多宝贵的经验。炮制方法得当，对少数毒烈药物来说，是确保用药安全有效的重要措施。

1. 炮制目的

（1）使药物纯净，用量准确，便于贮存。如枇杷叶刷去毛、蝉蜕去头足等。

（2）消除或降低药物的毒性、烈性和副作用。如马钱子、天南星、乌头等药直接生用，易产生毒性反应和副作用，经过炮制处理后，可以明显降低甚至消除毒副作用。

（3）改变药物性能，增强或改变疗效。如蜜炙桑叶、百部能增强润肺止咳作用；酒炒川芎、当归能增强温通活血作用；何首乌生用泻下通便，制熟后则补肝肾、益精血。

（4）便于制剂、煎服和贮存。有的药材必须经过特殊的炮制，才能贮存和运输。如桑螵蛸、五倍子必须蒸制以杀死虫卵或蚜虫。将植物药切制成一定规格的饮片，对矿物药的煅、淬、砸、捣，都是为了便于制剂和调配。

（5）矫味矫臭，便于服用。一些药物（如乳香、没药、紫河车等）具有臭气、异味或刺激性，经过炮制不仅可使作用增强，亦可减少不适反应。

2. **炮制方法**　常用的炮制方法如表9-2所示。

表9-2　中药常用炮制方法

类别	方法	目的	举例
修制	纯净、粉碎、切片	使药物清洁纯净，利于干燥、贮藏和调剂时称量。便于入剂使用	如捡去合欢花中的枝、叶，刷除枇杷叶的绒毛，龙骨捣碎，黄芪切片
水制	润、漂、水飞等	清洁药材、软化药材以便于切制和调整药性	昆布、海藻、盐附子漂去盐分，紫河车漂去腥味等
火制	炒、炙、煅、煨、烘焙等	缓和药性，减轻毒性、副作用，增强疗效或便于干燥	增强疗效，如土炒白术、酒炙川芎
水火共制	煮、蒸、燀、淬	减毒，增效或改变药效，稳定药物质量	改变药性，如蒸制熟地、何首乌。稳定质量，如蒸茯苓、厚朴
其他	制霜、发酵、发芽等	产生新药和新功效	如神曲、淡豆豉、谷芽、麦芽等

考点： 中药常用炮制方法

（二）制剂

制剂是指根据《中国药典》、制剂规范和其他规定的处方，将中药的原料药物加工制成具有一定规格，可以直接用于防病、治病的药品。

药物制成何种剂型和制剂的依据，首先是根据临床和预防的需要。由于病有缓急，证有表里，因此，对于剂型、制剂的要求也有不同。如急性病证用药，药效宜速，故采用汤剂、注射剂、舌下片（丸）剂、气雾剂等；慢性病用药，药效宜缓，滋补用药，药效宜持久，常采用蜜丸、水丸、糊丸、膏滋、缓释片等；皮肤疾患，一般采用膏药、软膏等；某些腔道疾患如痔疮、瘘管，可用栓剂、条剂、线剂或钉剂等。其次是根据药物的性质不同而制成不同剂型、制剂，可以更好地发挥药物的疗效。如处方中含有毒性和刺激性药物时，宜制成糊丸、蜡丸、缓释片等；遇胃酸易分解失效的药物成分，宜制成肠溶胶囊或肠溶片剂；某些药物制成液体制剂不稳定时，可制成散剂、片剂、粉针剂或油溶液等。药物制成剂型、制剂时还要考虑便于服用、携带、运输、贮藏及生产等。

第2节　中药的性能

中药的性能指药物的性质和功能。主要包括四气、五味、升降浮沉、归经、毒性等。

案例导入 9-1

李某，男，45岁。主诉"大便秘结3日"。自述3天前进食油炸、烘烤食品，3日来一直未排便，伴脘腹胀满，口干舌燥，脐腹按之有硬块，压痛，无肌紧张及反跳痛，舌质红，苔黄燥起刺，脉沉实。辨为"阳明腑实证"，予大承气汤治疗，服2剂后大便下，诸症皆消。

思考与讨论： 试用中药的性味、归经、升降浮沉理论来解释大承气汤中大黄和芒硝的作用及配伍关系。

一、四　气

四气，指药物的寒、热、温、凉四种药性，又称为四性。四气主要用以反映药物影响人体寒热病理变化的作用性质，是药物最主要的性能。在四性中，凉次于寒，实为同一类药性；温次于热，又为另一类药性。本质上，四气实质是寒热二性。温热属阳，寒凉属阴。

此外，还有一种平性的药物，是说明它的寒凉或温热性质不明显，称为平性药。实际上仍有微凉或微温的差别，未越出四气范围。

药物的寒热温凉之性，是从药物作用于机体所发生的反应概括出来的，主要是与所治疾病的寒热性质相对而言。能够减轻或消除热证的药物，为寒性或凉性，其清热力强者为大寒或寒性，力较弱者，为微寒或凉性；反之，能够减轻或消除寒证的药物，一般为温性或热性，其祛寒力强者为大热或热性，力稍次者为温性，力再次者为微温。四气是确定药性的主要依据（表 9-3）。

表 9-3　四气的主要作用

四气	作用	主治
寒、凉	清热泻火、凉血解毒、滋阴降火、疏散风热	热证
温、热	温中散寒、补火助阳、发散风寒	寒证

考点：中药四气的含义

二、五　味

五味，指辛、甘、酸、苦、咸五种不同的药味。此外，还有淡味和涩味，但通常淡味附于甘味，涩味附于酸味，故仍称五味。药味的产生，初始基于口尝，最终定于临床。两者联系起来，确定药物的药味。五味按阴阳属性分，辛、甘、淡味属阳，酸、苦、咸、涩味属阴。五味的作用如表 9-4 所示。

表 9-4　中药五味的功效与治疗作用

五味	功效	治疗作用	举例
辛	能散能行	有发散、行气、行血的作用	苏叶能发散风寒
甘	能补能缓	有补益、缓急、调和药性的作用	甘草调和，熟地补血
酸	能收能涩	有收敛、固涩、生津止渴的作用	乌梅止咳，五味子生津
苦	能泄能燥	有泻火、泻下、降逆及燥湿作用	黄连泻火，大黄泻下
咸	能下能软	具有泻下、软坚、散结作用	芒硝泻下通便

此外，还有"苦以坚阴"的说法，意思是苦寒药通过清热作用，消除热邪，有利于阴液的保存。如知母、黄柏等药物治疗肾阴亏虚、相火亢盛之证，即有泻火坚阴之意。淡味具有渗湿利水的作用。如茯苓、猪苓能渗湿利尿。

考点：中药五味的含义、功效及治疗作用

三、升降浮沉

升降浮沉反映药物在人体内的作用趋势。一般分为升浮和沉降两类。它与疾病的病机或证候所表现出的趋势或趋向是相对而言的（表 9-5）。

表 9-5　升浮沉降的主要作用

趋向	作用	主治
升浮：上升、发散	升阳、解表、催吐、开窍等	腹泻、脱肛、表证、宿食、窍闭神昏
沉降：下降、泄利	清热泻火、泻下通便、降逆止呕、潜阳息风、利水渗湿等	里热证、实热便秘、喘咳、呕吐呃逆、肝阳上亢、肝风内动、水肿

病位在上、在表，病势下陷者宜升浮；病位在下、在里，病势上逆者，宜沉降。

通过炮制可改变药物的升降浮沉之性，如酒炒则升、姜制则散、醋炒则收敛、盐炒则下行等。升降浮沉还受配伍的影响，如少量升浮药在大量沉降药中能随之而降，少量沉降药在大量升浮药中会随之上升。这说明药物的升降浮沉之性并非是固定不变的。影响药物升降浮沉的因素主要如表 9-6 所示。

表 9-6　影响药物升降浮沉的因素

趋向	性味	质地	炮制	配伍
升降	味辛、甘，性温、热	质轻	酒炙、姜汁炙	配伍大量升浮药物
浮沉	味苦、酸、咸（淡、涩），性寒、凉	质重	醋炙、盐炙	配伍大量沉降药物

四、归　经

归经是药物对于机体某部位的选择性作用。主要对某经（脏腑或经络）或某几经发生明显的作用，而对其他经作用较小，或没有作用。归经是以脏腑、经络理论为基础，以所治具体病证为依据而确定的。如枇杷叶能治咳喘而归肺经；蜈蚣能治痉挛抽搐而归肝经等。

五、毒　性

毒性主要指药物的毒副作用，用以反映药物的安全程度。古本草书籍在其药物性味之下标注的"大毒""小毒""有毒"，大都指药物的毒副作用的大小。认识中药的毒性，对减轻或消除药物有害作用，指导临床安全用药有着重要意义。

第 3 节　中药的应用

中药的应用，主要讨论中药的配伍、禁忌、剂量、煎服法。掌握这些基本知识和方法，对充分发挥药物疗效，确保用药安全，具有重要意义。

一、配　伍

根据病情需要和药物性能，将两种或两种以上中药配合使用，称为配伍。经过长期的临床实践，中医把各种药物之间的配伍关系总结为六个方面，加上单行，称为药物"七情"。

1. **单行**　仅用单味药物治疗疾病。如人参（独参汤）治疗气虚欲脱证。

2. **相须**　将两种以上性能功用相似的药物配合应用，取得协同作用，以增强疗效。如石膏与知母配合使用，能增强清热泻火的功效。

3. **相使**　性能功用上有某种共性的药物配合应用，以一药为主，另一药为辅，辅药能增强主药的疗效。如黄芪与茯苓合用，茯苓能增强黄芪补气利水的作用。

4. **相畏**　两种药物配伍合用，一种药物的毒性、烈性或副作用被另一种药物减轻或消除。如生半夏、生南星的毒性能被生姜减轻或消除，所以说半夏、南星畏生姜。

5. **相杀**　两种药物配伍合用，一种药物能减轻或消除另一种药物的毒性或副作用。如生姜能减轻或消除生半夏、生南星的毒性，所以说生姜能杀生半夏、生南星的毒。相畏与相杀，实际上是同一配伍关系的两种不同的提法。

6. 相恶　两种药物配伍合用，一种药物可减弱或破坏另一种药物的功效。如莱菔子能减弱或破坏人参的补气功效，所以说人参恶莱菔子。

7. 相反　指两种药物合用后，能产生或增强毒性反应或副作用。包括"十八反""十九畏"中的药物。

在药物的配伍关系中，相须、相使有利于提高疗效，是临床常用的配伍方法，如石膏配知母能增强清热泻火的功效；以黄芪为主药，配伍茯苓，可增强黄芪补气利水的作用。相畏、相杀在应用毒性药物时应酌情考虑，相恶、相反属配伍禁忌。

考点：中药配伍"七情"的含义

二、禁　　忌

中药用药禁忌，主要有配伍禁忌、妊娠禁忌、服药禁忌三个方面。

1. 配伍禁忌　在复方配伍中，药物之间的关系为"相恶"和"相反"的应避免合用。后世概括为"十八反"和"十九畏"，其内容列举于下。

（1）"十八反"：指乌头反半夏、瓜蒌、贝母、白蔹、白及；甘草反海藻、大戟、甘遂、芫花；藜芦反人参、沙参、丹参、玄参、苦参、细辛、芍药。

（2）"十九畏"：指硫黄畏朴硝，水银畏砒霜，狼毒畏密陀僧，巴豆畏牵牛，丁香畏郁金，川乌、草乌畏犀角，牙硝畏三棱，官桂畏石脂，人参畏五灵脂。

"十八反""十九畏"诸药，有部分同实际有出入，历代医家也有所论及，并证明某些药物仍然可以合用。如海藻玉壶汤等合用甘草和海藻等。一般说来，对于其中一些药物，若无充分根据和应用经验，仍须避免盲目配合应用。

> **链 接**
>
> 十八反歌、十九畏歌
>
> 十八反歌：本草明言十八反，半蒌贝蔹及攻乌，藻戟遂芫俱战草，诸参辛芍叛藜芦。
>
> 十九畏歌：硫黄原是火中精，朴硝一见便相争。水银莫与砒霜见，狼毒最怕密陀僧。巴豆性烈最为上，偏与牵牛不顺情。丁香莫与郁金见，牙硝难合京三棱。川乌草乌不顺犀，人参最怕五灵脂。官桂善能调冷气，若逢石脂便相欺。大凡修合看顺逆，炮爁炙煿莫相依。

2. 妊娠禁忌　某些药物能损害胎元或引起流产，所以应作为妊娠禁忌药物。一般可分为禁用和慎用两类。禁用药多是毒性药或药性峻猛，堕胎作用较强的药物，如马钱子、砒霜、巴豆、牵牛子、水蛭、麝香、甘遂、大戟等。慎用药多是祛瘀通经、行气破滞、攻下导积、辛热滑利等药物，如桃仁、红花、大黄、芒硝、枳实、附子、肉桂等。

3. 服药禁忌　指患者在服药期间的饮食禁忌，俗称"忌口"。因为在服药期间，某些食物可消除药物的功能，或产生不良反应或毒副作用。患病期间，人的脾胃功能有所减弱，因此，忌食生冷、多脂、黏腻、腥臭、有刺激性的食物，以免影响药物的吸收，使药物疗效降低。忌食对某种病证不利的食物，如生冷食物对寒证不利；辛热食物对热证不利；食油过多，会加重发热；食盐过多，会加重水肿。如服药期间不忌这类食物，会影响药物的疗效。

> **链 接**
>
> 服药忌食的现代研究
>
> 服中药时不要喝浓茶，因茶叶含鞣酸，浓茶含鞣酸更多，与药物同服影响人体对药物有效成分的吸收，减低疗效。服人参时不要吃萝卜，萝卜的消食、破气作用，使人参失去补益作用。
>
> 服中药时忌生冷、油腻、辛辣食物，因为这类食物不易消化吸收，使胃肠蠕动减慢，影响胃肠对药物的消化吸收，降低疗效。

考点：中药配伍禁忌

三、剂 量

用药的重量称为剂量。主要指一剂药中每味药的成人一日内服量（或外用量）。用量是否得当将直接影响药效。剂量主要根据药物的性质、剂型、配伍以及患者年龄、性别、体质、病情等具体情况而定。

除剧毒药、峻烈药、精制药及某些贵重药以外，一般单味中药常用内服剂量为3～10g；部分药物的常用量较大，为15～30g；新鲜药物的常用剂量加倍，为30～60g。

案例导入 9-2

某患者用铝锅煎煮下列处方药：人参、黄芪、当归、鳖甲、阿胶、车前子、薄荷、甘草，将药物同时放入药锅煎煮。

思考与讨论：该患者哪些中药的煎煮方法不正确？为什么？

四、煎 服 法

在众多的中药剂型中，汤剂是最常用的一种，其制用方法有一定的要求。汤剂的用法包括煎法和服法，用之不当直接影响疗效。即徐灵胎所谓"煎药之法，最宜深讲，药之效不效，全在乎此"。

（一）汤剂的煎法

1. **器具** 煎药以砂锅为佳，也可用搪瓷、陶瓷或玻璃器皿。忌用铁、铜、铝等金属器具，以免受热后与某些药物发生化学反应，降低疗效，甚至产生毒副作用。

2. **用水** 以新鲜洁净为基本前提。加水至超过药面3～5cm为宜。

3. **浸泡** 冷水浸泡30～60分钟，目的是使水渗进药物内部。

4. **煎药用火** 一般遵循"先武后文"的原则，在未沸腾前先用武火（大火），水沸后改为文火（小火），以免水分迅速蒸发，影响药物有效成分的煎出。

5. **煎药时间** 见表9-7。

6. **特殊煎法** 某些药物因质地、性质不同，煎法比较特殊，处方上需加以注明（表9-8）。

表9-7 中药煎煮时间表

药物类型	第一煎于沸后煮	第二煎于沸后煮沸
一般药	30分钟	25分钟
解表药	20分钟	15分钟
滋补药	60分钟	55分钟

表9-8 中药的特殊煎法

煎法	药物	方法
先煎	质坚、介壳、矿物类药物，如龟板、石决明、生石膏等	打碎先煎
后下	气味芳香或久煎会丧失有效成分的药物，如薄荷、木香、钩藤等	先进行浸泡，当其他药煎好前4～5分钟时入锅
包煎	细小种子、粉末状、花粉类药物，如车前子、滑石、蒲黄等	用纱布包好，再与其他药同煎
另煎	某些贵重药，如人参、鹿茸、羚羊角片等	切成小片单煎取汁，再与其他药混合服用
烊化	胶质、黏性大且易溶的药物，如阿胶、鹿角胶、芒硝等	单独溶化，趁热与煎好的药汁混合均匀口服
冲服	某些芳香、贵重药及不耐高温且难溶于水的药物，如麝香、三七等	研细末或取汁，用药液或温开水冲服
泡服	某些不耐高温煎煮的药物，如胖大海、番泻叶等	用开水泡服

考点：汤剂煎药的器具、浸泡、用水、用火和时间等

（二）汤剂的服法

服药方法是否恰当，对疗效会有影响。包括服药时间、服药方法。

1. **服药时间** 一般药宜在饭后半小时后服用；补益药、泻下药宜空腹服；驱虫药及其他治疗胃肠道疾病的药物宜饭前服；对胃肠道有刺激性的药物、消食药宜饭后服；安神药、润肠通便药宜睡

前服；涩精止遗药宜在晚间服；呕吐患者宜小量频服或稍加姜汁同服；急病不拘时间服；慢性病应定时服。

2. 服药方法　汤剂一般每日 1 剂，分煎两次，各取汁，或合在一起，分 2～3 次服，或早餐前、晚餐后服，服药与用餐时间最好间隔 30 分钟。病情重者或老年人、儿童酌情增减。

一般汤剂以温服为宜。但热证者可冷服；寒证者可热服；发汗药宜趁热顿服，服后加盖衣被，以利发汗；服药易吐者，可先服姜汁，再服药。不能口服者，可鼻饲或灌肠。

自 测 题

单项选择题

【A 型题】

1. 下列何种药物宜陈久为良（　　）
   A. 橘皮　　　　　B. 半夏　　　　　C. 麻黄
   D. 厚朴　　　　　E. 艾叶

2. 沉降药的性味多为（　　）
   A. 温、辛、甘　　B. 温、苦、咸
   C. 寒、苦、咸　　D. 寒、辛、苦
   E. 热、甘、咸

3. 中药的性能不包括（　　）
   A. 归经　　　　　B. 炮制　　　　　C. 四气
   D. 升降浮沉　　　E. 毒性

4. 甘味药的作用是（　　）
   A. 发散、行气　　B. 收敛、固涩　　C. 补益、缓急
   D. 渗湿、软坚　　E. 燥湿、通泄

5. 一种药物的毒性、烈性或副作用被另一种药物减轻或消除的配伍关系是（　　）
   A. 相畏　　　　　B. 相杀　　　　　C. 相须
   D. 相使　　　　　E. 相恶

6. 下列配伍中属于"十八反"的是（　　）

A. 丁香与木香　　　　B. 人参与莱菔子
C. 大戟与甘草　　　　D. 白及与甘草
E. 人参与五味子

7. 介壳与矿石类药物入汤剂应（　　）
   A. 包煎　　　　　B. 另煎　　　　　C. 后下
   D. 先煎　　　　　E. 烊化

8. 煎药器具宜用（　　）
   A. 铁器　　　　　B. 铜器　　　　　C. 铝器
   D. 其他金属器具　E. 陶瓷器皿

【B 型题】

　（9～10 题共用备选答案）
   A. 辛味　　　　　B. 苦味　　　　　C. 咸味
   D. 甘味　　　　　E. 酸味

9. 具有泻下、软坚、散结作用的药物多为（　　）

10. 有补益、缓急、调和药性作用的药物多为（　　）

　（11～12 题共用备选答案）
   A. 饭后服　　　　B. 饭前服　　　　C. 加姜汁同服
   D. 小量频服　　　E. 睡前服

11. 安神药宜（　　）

12. 驱虫药、攻下药宜（　　）

（王跃丰）

第10章

常用中药

我国药材资源丰富，来源广泛，品种繁多，仅古籍记载就有 3000 种以上，临床常用的中药有 400 余种。根据中医药独特的理论体系，按照中药的功效分为解表药、清热药、泻下药、祛湿药、温里药、理气药、理血药、补益药、化痰止咳平喘药、安神药、开窍药、驱虫药、消食药、平肝息风药、固涩药、外用药等。

第1节 解 表 药

案例导入 10-1

孙某，女，28 岁，2 天前春游劳累受风，第二天出现发热、微恶风，偶有咳嗽，鼻塞，流黄浊涕，咽痛，口干欲饮。孙某去药店准备购买风寒感冒颗粒（麻黄、葛根、紫苏叶、防风、桂枝等）自行服用，经药师指导后改购银翘解毒丸（金银花、连翘、薄荷、淡豆豉等），按说明书服用 3 日，痊愈。

思考与讨论： 1. 孙某是哪种类型感冒？

2. 为何要选用银翘解毒丸，而不用风寒感冒颗粒？

凡以发散表邪，解除表证为主要功效的药物，称为解表药。

解表药大多具有辛味，性善发散，使肌表之邪外散或从汗而解。

根据其性能特点和功效主治的不同，分为辛温解表药和辛凉解表药。辛温解表药主治风寒表证，症见恶寒重、发热轻、口不渴、舌苔薄白、脉浮紧等。辛凉解表药主治风热表证，症见发热重、恶寒轻、口渴、舌苔薄黄、脉浮数等。部分解表药还可用于表邪郁闭所致的麻疹透发不畅，水肿初期及咳喘等证。

解表药大多味辛芳香，故入汤剂不宜久煎，以免有效成分挥发而降低药效。使用发汗力强的解表药时，应避免汗出过多而耗散阳气，损伤津液，因此，凡自汗、盗汗、热病伤津及阴虚发热等证应慎用。

考点： 解表药的分类、功效、适应证、使用注意

一、辛温解表药

辛温解表药，性味多辛温，以发散风寒为主要作用，又称发散风寒药。适用于外感风寒，见恶寒发热、无汗、鼻塞或流清涕、舌苔薄白、头身痛、脉浮等。部分药物对于咳喘、水肿及风湿痹痛等证也可应用。

（一）常用辛温解表药

麻 黄

【药物来源】 为麻黄科植物草麻黄、中麻黄或木贼麻黄的干燥草质茎。生用，蜜炙或捣绒用。

【性味归经】　辛、微苦，温。归肺、膀胱经。

【功效应用】

1. **发汗散寒**　用于风寒表实无汗证。麻黄发汗力强，通过发汗而解表。用于外感风寒所致恶寒发热、头身疼痛、鼻塞、无汗、脉浮紧等表实证，常与桂枝相须为用，增强发汗解表功效，如麻黄汤。

2. **宣肺平喘**　用于咳喘证。麻黄能开宣肺气，散风寒而平喘。与苦杏仁、甘草配伍，可增强平喘功效；若兼内有寒饮，可配伍细辛、干姜、半夏等，以温化寒饮而平喘止咳，如小青龙汤；若属热邪壅肺而致喘咳者，可与石膏、苦杏仁、甘草等配伍以清肺平喘，如麻杏石甘汤。

3. **利水消肿**　用于风水水肿。麻黄既能发汗，又能利尿。水肿兼有表证者，常与白术、生姜等同用，如越婢加术汤。

【用法用量】　煎服，2～10g。麻黄生用解表，蜜炙平喘，小儿、年老体弱者宜用麻黄绒。

【处方用名】　麻黄、麻黄草、麻黄咀、炙麻黄、麻黄绒。

【使用注意】　麻黄发汗力强，故表虚自汗、阴虚盗汗及肺肾虚喘者忌服。

> **链接**
>
> ### 麻 黄 碱
>
> 麻黄因其色黄味麻，故被称为麻黄。麻黄碱是其主要活性成分，为拟肾上腺素药。现已人工合成。由于麻黄碱是合成苯丙胺类毒品最主要的原料，且大部分感冒药中含有麻黄碱成分，各药店对含麻黄碱成分的新康泰克、白加黑等数十种常用感冒、止咳平喘药限量销售，每人每次购买量不得超过 5 个最小零售包装。

考点：麻黄的功效应用

桂 枝

【药物来源】　为樟科植物肉桂的干燥嫩枝。切厚片，生用。

【性味归经】　辛、甘，温。归心、肺、膀胱经。

【功效应用】

1. **发汗解肌**　用于风寒表证。桂枝发汗力和缓，不论有汗、无汗都可应用。风寒表证无汗者，常与麻黄等相须为用，以增强发汗解表之功，如麻黄汤；风寒表证有汗者，常与白芍、生姜、大枣等同用，以调和营卫，如桂枝汤。

2. **温通经脉**　用于风湿痹痛与胃寒腹痛、痛经闭经。风湿痹痛，肩臂肢节冷痛，常与附子、生姜等同用，以温经散寒止痛，如桂枝附子汤；血寒瘀滞，经闭腹痛或痛经，常与当归、川芎、吴茱萸等同用，以温经散寒，活血通经，如温经汤；胸痹心痛，常与枳实、薤白等同用，以通阳散结，如枳实薤白桂枝汤。

3. **助阳化气**　用于痰饮证和蓄水证。心脾阳虚，水湿内停，胸胁胀满，咳逆头晕等痰饮证，常与白术、茯苓同用，以温运脾阳，化湿利水，如苓桂术甘汤；膀胱阳气不化而小便不利的蓄水证，常与茯苓、泽泻、猪苓等同用，以助阳化气利水，如五苓散。

4. **平冲降气**　用于肾脏寒气上冲之奔豚气，与白芍、生姜配伍，如桂枝加桂汤。

【用法用量】　煎服，3～10g。

【处方用名】　桂枝、桂枝尖、川桂枝。

【使用注意】　桂枝辛温助热，易伤阴动血，故温热病、阴虚火旺及血热妄行诸出血证忌用，孕妇及月经过多者慎用。

考点：麻黄、桂枝的药物比较

（二）其他辛温解表药

其他辛温解表药见表 10-1。

表 10-1　其他辛温解表药

药名	性味归经	功效与应用	用法与用量	备注
紫苏	辛，温。归肺、脾经	解表散寒，行气和胃，安胎，解鱼蟹毒。用于风寒感冒、咳嗽胸闷、脾胃气滞证、气滞胎动证、食鱼蟹中毒引起的腹痛吐泻	煎服，5～10g。解鱼蟹中毒，可单用至 30～60g。外用适量	气虚和表虚者慎用
荆芥	辛，微温。归肺、肝经	解表散风，用于外感表证；透疹消疮，用于麻疹不透、疮疡初起；炒炭止血，用于衄血、便血、崩漏等出血性疾病	煎服，5～10g，不宜久煎	
香薷	辛，微温。归肺、胃经	发汗解表，化湿和中。用于暑湿感冒、恶寒发热、头痛无汗、腹痛吐泻、水肿、小便不利	煎服，3～10g	有"夏月麻黄"之称；表虚多汗者忌服
防风	辛、甘，微温。归膀胱、肝、脾经	祛风解表，胜湿止痛，止痉。用于感冒头项痛、风湿痹痛、风疹瘙痒、破伤风	煎服，5～10g。入酒、丸散剂	血虚发痉及阴虚火旺者慎服
白芷	辛，温。归胃、大肠、肺经	解表散寒，祛风止痛，宣通鼻窍，燥湿止带，消肿排脓。用于感冒头痛、眉棱骨痛、鼻塞流涕、鼻衄、鼻渊、牙痛、带下、疮疡肿痛	煎服，3～10g。外用适量	治阳明头痛、牙痛、鼻渊要药；性燥，阴虚血热者忌服
生姜	辛，微温。归肺、脾、胃经	解表散寒，温中止呕，化痰止咳，解鱼蟹毒。用于风寒感冒、胃寒呕吐、寒痰咳嗽；鱼蟹、半夏及天南星中毒	煎服，3～10g；或捣汁冲服。外用适量	有"呕家圣药"之称；热盛及阴虚内热者忌服
细辛	辛，温。归心、肺、肾经	祛风散寒，祛风止痛，通窍，温肺化饮。用于风寒感冒、头痛、牙痛、鼻塞流涕、鼻衄、鼻渊、风湿痹痛、痰饮喘咳	煎服，1～3g。散剂每次服 0.5～1g。外用适量	不与藜芦同用；有小毒，注意用量
羌活	辛、苦，温。归膀胱、肾经	解表散寒，祛风除湿，止痛。用于风寒感冒、头项强痛、风湿痹痛、肩背酸痛	煎服，3～10g	脾胃虚弱者不宜服；血虚痹痛，阴虚头痛者慎用
苍耳子	辛、苦，温。归肺经	散风寒，通鼻窍，祛风湿。用于风寒头痛、鼻塞流涕、鼻衄、鼻渊、风疹瘙痒、湿痹拘挛	煎服，3～10g	有毒，不宜大量使用；血虚头痛者慎用
辛夷	辛，温。归肺、胃经	散风寒，通鼻窍。用于风寒头痛、鼻塞流涕、鼻衄、鼻渊	煎服，3～10g，包煎。外用适量	治鼻渊要药；阴虚火旺者忌服

二、辛凉解表药

辛凉解表药，性味多辛凉，发汗作用较辛温解表药缓和，以宣散风热为主要作用，又称发散风热药。适用于外感风热见发热、微恶风寒、口渴咽干、有汗或无汗、咽喉肿痛、舌苔薄黄、脉浮数等。部分药物对于风热咳嗽、疹发不畅及疮疡初起也可应用。

（一）常用辛凉解表药

薄　荷

【药物来源】　为唇形科植物薄荷的干燥地上部分。切段，生用。

【性味归经】　辛，凉。入肺、肝经。

【功效应用】

1. 疏散风热　用于风热感冒，温病初起。薄荷清轻凉散，为疏散风热常用药。治风热表证，身不出汗、头痛目赤等证，常与荆芥、桑叶、菊花、牛蒡子等配合应用。

2. **清利头目，利咽**　用于头痛目赤，咽喉红肿疼痛。薄荷善疏上焦风热，清头目，利咽喉，用于目赤肿痛，风热咽痛，配牛蒡子、马勃、甘草等同用；也可研末吹喉，治咽喉红肿热痛。

3. **透疹**　用于麻疹透发不畅。薄荷轻扬宣散，助麻疹透发，可配荆芥、牛蒡子、蝉蜕等同用。

4. **疏肝行气**　用于肝郁气滞，胸闷胁痛。薄荷能疏肝解郁，常配合柴胡、白芍、当归等疏肝理气调经之品，治疗肝郁气滞，胸胁胀痛，月经不调，如逍遥散。

【用法用量】　煎服，3～6g，宜后下。

【处方用名】　薄荷、苏薄荷、南薄荷、鸡苏、薄荷叶、薄荷梗。

【使用注意】　薄荷芳香辛散，发汗耗气，故体虚多汗者不宜使用。

考点：薄荷的功效应用

桑　叶

【药物来源】　为桑科植物桑的干燥叶。生用或蜜炙用。

【性味归经】　甘、苦，寒。归肺、肝经。

【功效应用】

1. **疏散风热**　用于风热感冒，温病初起。桑叶善于散风热而泄肺热，常用于外感风热或温病初起，发热、头痛、咳嗽、咽痛等，常与菊花、金银花、薄荷、桔梗等配合应用。

2. **清肺润燥**　用于肺热咳嗽、燥热咳嗽。桑叶苦寒清泄肺热，甘寒润肺燥。用于肺热或燥热伤肺，咳嗽痰少等，常与苦杏仁等同用。

3. **清肝明目**　用于肝阳上亢、目赤肿痛。桑叶善明目。治肝阳上亢，头痛眩晕，常与菊花、石决明、白芍等同用；治风热上攻，肝火上炎所致目赤、涩痛、多泪，可配伍菊花、蝉蜕、夏枯草、决明子。

【用法用量】　煎服，5～10g；或入丸散。外用煎水洗眼。润肺止咳多用蜜炙桑叶。

【处方用名】　桑叶、霜桑叶、冬桑叶、炙桑叶。

（二）其他辛凉解表药

其他辛凉解表药见表 10-2。

表 10-2　其他辛凉解表药

药名	性味归经	功效与应用	用法与用量	备注
菊花	甘、苦，微寒。入肺、肝经	散风清热，平肝明目，清热解毒。用于风热感冒、头痛眩晕、目赤肿痛、眼目昏花、疮痈肿毒	煎服，5～10g。疏散风热多用黄菊花；清肝明目多用白菊花	脾胃虚寒者慎服
柴胡	辛、苦，微寒。归肝、胆、肺经	疏散退热，用于表证发热及少阳证；疏肝解郁，用于肝气郁结证；升举阳气，用于气虚下陷，内脏下垂	煎服，3～10g	"柴胡劫肝阴"，阴虚阳亢，肝风内动，阴虚火旺及气机上逆者忌用或慎用
牛蒡子	辛、苦，寒。入肺、胃经	疏散风热，宣肺透疹，解毒利咽。用于风热感冒、咳嗽痰多、麻疹、风疹、咽喉肿痛、痄腮、丹毒、痈肿疮毒	煎服，6～12g	脾虚便溏者慎用
蝉蜕	甘、寒。入肺、肝经	疏散风热，利咽，透疹，明目退翳，解痉。用于风热感冒、咽痛音哑、麻疹不透、风疹瘙痒、目赤翳障、惊风抽搐、破伤风	煎服，3～6g。解痉用量宜大	孕妇慎服
葛根	甘、辛，凉。归脾、胃、肺经	解肌退热，生津止渴，透疹，升阳止泻，通经活络，解酒毒。用于外感发热头痛、项背强痛、口渴、消渴、麻疹不透、热痢、泄泻、眩晕头痛、中风偏瘫、胸痹心痛、酒毒伤中	煎服，10～15g。退热生津、透疹宜生用；升阳止泻宜煨用	治项背强痛之要药

续表

药名	性味归经	功效与应用	用法与用量	备注
升麻	微甘、辛，微寒。入肺、脾、大肠、胃经	发表透疹，清热解毒，升举阳气。用于风热头痛、齿痛、口疮、咽喉肿痛、麻疹不透、阳毒发斑、脱肛、子宫脱垂	煎服，3～10g	阴虚阳浮，气逆不降及麻疹已透者，均当忌服
淡豆豉	辛、苦，凉。入肺、胃经	解表，除烦，宣发郁热。用于感冒、寒热头痛、烦躁胸闷、虚烦不眠	煎服，6～12g	胃气虚弱而又易作恶心者慎服

第2节 清 热 药

案例导入 10-2

韩某，男，23岁，近期过食辛辣，出现牙龈肿痛，烦热，口渴喜冷饮，大便干，遂来就医。查得舌红苔黄，脉数。诊断为"胃火亢盛证"，医师处方：玉女煎（石膏、知母、麦冬、熟地黄、牛膝）3剂，煎服，每日3次。3日后痊愈。

思考与讨论：试分析方中石膏、知母有什么功用？

凡以清泄里热为主要功效的药物，称为清热药。

清热药药性多属寒凉，味多苦。具有清热泻火、解毒、凉血、清虚热等功效，主要用于里热证。按其性能功效及主治的不同，分为清热泻火药、清热燥湿药、清热解毒药、清热凉血药和清虚热药五类。

清热药性属寒凉，易伤脾胃，脾胃虚寒、食少便溏者应慎用；苦寒药物易化燥伤阴，热证伤阴或阴虚患者慎用；使用清热药要注意中病即止，避免克伐太过，损伤正气。

考点：清热药的分类、适应证、使用注意

一、清热泻火药

清热泻火药大多性寒，以清热泻火为主要作用，适用于急性热病见高热烦渴、汗出、神昏谵语、脉洪实有力、舌苔黄或燥等证。对于肺热、胃热、心热等实热证也可应用。

体质虚弱者使用清热泻火药，当照顾正气，勿伐太过，必要时可与扶正药物配伍应用。

（一）常用清热泻火药

石 膏

【药物来源】 为硫酸盐类矿物硬石膏族石膏，主要为含水硫酸钙（$CaSO_4 \cdot 2H_2O$）。打碎，生用或煅用。

【性味归经】 辛、甘，大寒。归肺、胃经。

【功效应用】

1. **清热泻火，除烦止渴** ①用于气分实热证。石膏药性大寒，善清气分实热，是清肺胃气分实热证要药。用于高热不退、烦渴、大汗、脉洪大等，常与知母相须为用，以增强清里热的作用，如白虎汤。②用于胃火亢盛所致的头痛、牙痛、牙龈肿痛等证。石膏能清泄胃火，故胃火亢盛所引起的疾病，可配合知母、牛膝、熟地黄等同用，如玉女煎。③用于肺热咳嗽、气喘。邪热袭肺，身发高热、咳嗽、气急鼻煽、口渴欲饮等证，可用石膏清泄肺热，佐以麻黄、苦杏仁等宣肺、止咳平喘，如麻杏石甘汤。

2. **收湿生肌，敛疮止血** 用于湿疹水火烫伤，疮疡溃后不敛及创伤久不收口。石膏能清热、收敛、生肌，常与升丹、黄柏、青黛等同用。

【用法用量】 生用内服清热泻火，15～60g，先煎；煅石膏外用收湿生肌，适量研末撒敷患处。

【处方用名】 石膏、生石膏、煅石膏、白虎、冰石。

【使用注意】 脾胃虚寒及阴虚内热者忌用。

考点：生石膏与煅石膏的功效和使用方法

知 母

【药物来源】 为百合科植物知母的干燥根茎。生用或盐炙用。

【性味归经】 苦、甘，寒。归肺、胃、肾经。

【功效应用】

1. 清热泻火 ①用于热病烦渴。知母甘寒质润，善清肺胃气分实热，而除烦止渴，用于温热病邪热亢盛，壮热、烦渴、脉洪大等肺胃实热证，常与石膏相须为用，如白虎汤。②用于肺热咳嗽，阴虚燥咳。知母能清泻肺火，滋阴润肺。用于肺热咳嗽、痰黄黏稠，常配瓜蒌、黄芩同用；阴虚燥咳、干咳少痰，多与贝母同用，如二母散。

2. 滋阴润燥 ①用于骨蒸潮热。知母能滋肾阴、润肾燥而退骨蒸，有滋阴降火之功。用于阴虚火旺，骨蒸潮热、盗汗、心烦等证，常与黄柏同用，配入养阴药中，以加强滋阴降火之效，如知柏地黄丸。②用于阴虚消渴，肠燥便秘。知母有滋阴润燥，生津止渴作用。用于内热伤津，口渴引饮之消渴证，常与天花粉、葛根等配伍，如玉液汤；用于肠燥便秘，常与生首乌、当归、火麻仁同用。

【用法用量】 煎服，6～12g。生用清泻实火；盐炙清热滋阴，清下焦虚热。

【处方用名】 知母、光知母、净知母、毛知母、肥知母、盐知母。

【使用注意】 脾胃虚寒，大便溏泻者慎用。

（二）其他清热泻火药

其他清热泻火药见表 10-3。

表 10-3 其他清热泻火药

药名	性味归经	功效与应用	用法与用量	备注
栀子	苦，寒。归心、肺、三焦经	泻火除烦，清热利湿，凉血解毒；外用消肿止痛。用于热病心烦、湿热黄疸、淋证涩痛、血热吐衄、目赤肿痛、火毒疮疡；外治扭挫伤痛	煎服，6～10g。外用生品适量，研末调敷	脾虚便溏者慎用
芦根	甘，寒。归肺、胃经	清热泻火，生津止渴，除烦，止呕，利尿。用于热病烦渴、肺热咳嗽、肺痈吐脓、胃热呕哕、热淋涩痛	煎服，15～30g。鲜品用量加倍，或捣汁用	虚寒证者慎用
天花粉	甘、微苦，微寒。归肺、胃经	清热泻火，生津止渴，消肿排脓。用于热病烦渴、肺热燥咳、内热消渴、疮疡肿毒	煎服，10～15g	孕妇、虚寒证者慎用；不宜与川乌、制川乌、草乌、制草乌、附子同用
淡竹叶	甘、淡，寒。归心、胃、小肠经	清热泻火，除烦止渴，利尿通淋。用于热病烦渴、小便短赤涩痛、口舌生疮	煎服，6～10g	
决明子	甘、苦、咸，微寒。归肝、大肠经	清热明目，润肠通便。用于目赤涩痛、羞明多泪、头痛眩晕、目暗不明、大便秘结	煎服，9～15g	气虚便溏者慎用
夏枯草	辛、苦，寒。归肝、胆经	清肝泻火，明目，散结消肿。用于目赤肿痛、目珠夜痛、头痛眩晕、瘰疬、瘿瘤、乳痈、乳癖、乳房胀痛	煎服，9～15g	

二、清热燥湿药

清热燥湿药，性味多苦寒，苦能燥湿，寒能清热，以清热燥湿为主要作用，适用于湿热证，见心烦口苦、小便短赤、泄泻、痢疾、痔瘘、黄疸、带下、关节肿痛、耳肿流脓、湿疹、痛肿等证候。清热燥湿药多能伐胃、伤阴,津液亏耗、脾胃虚弱者慎用。

(一)常用清热燥湿药

黄 芩

【药物来源】 为唇形科植物黄芩的干燥根。生用,酒炙或炒炭用。

【性味归经】 苦,寒。归肺、胆、脾、大肠、小肠经。

【功效应用】

1. **清热燥湿** 用于湿温发热、胸闷、口渴不欲饮,以及湿热泻痢、黄疸等证。黄芩寒清苦燥,长于清中上焦湿热。对湿温发热,与滑石、白豆蔻、茯苓等配合应用,如黄芩滑石汤;对于湿热蕴结所致的黄疸,可与茵陈、栀子、淡竹叶等同用。

2. **泻火解毒** 用于热病高热烦渴,或肺热咳嗽及热毒疮疡等。治热病高热,常与黄连、栀子等配伍;治肺热咳嗽,可与知母、桑白皮等同用;治热毒疮疡,可与金银花、连翘等药同用。

3. **止血** 用于血热出血证。治血热妄行,可与生地黄、牡丹皮、侧柏叶等同用。

4. **安胎** 用于胎动不安。黄芩清热安胎,治血热胎动不安,可配当归、白术等。

【用法用量】 煎服,3~10g。清热多生用;安胎多炒用;清上焦热可酒炙;止血可炒炭。

【处方用名】 黄芩、枯黄芩、条芩、子芩、炒黄芩、酒黄芩、黄芩炭。

【使用注意】 苦寒伤胃,脾胃虚寒者不宜使用。

黄 连

【药物来源】 为毛茛科植物黄连、三角叶黄连或云连的干燥根茎。以上三种习称"味连""雅连""云连"。生用、酒炙或姜炙、吴茱萸制。

【性味归经】 苦,寒。归心、肝、脾、胃、胆、大肠经。

【功效应用】

1. **清热燥湿** 用于各种湿热证。黄连清热燥湿之力大于黄芩,长于清中焦湿热。治泻痢腹痛,常与木香同用,如香连丸,为治泻痢要药;治脘腹痞满,恶心呕吐,与半夏、干姜等配伍,如半夏泻心汤;治肝胃不和之呕吐吞酸,与吴茱萸等同用。

2. **泻火解毒** ①用于高热神昏,心烦不寐等。黄连泻火解毒,善清心经实火。治心火亢盛所致神昏、烦躁证,常配黄芩、栀子等同用。②用于胃火炽盛,消谷善饥之消渴证,常配知母、天花粉等同用。③用于血热吐衄,配伍黄芩、大黄凉血止血,如泻心汤。④用于热毒疮疡,痈肿疔毒,皮肤湿疮。治痈肿疔毒,多与黄芩、黄柏、栀子等同用;治皮肤湿疹、湿疮,可单用或配伍枯矾、冰片等制软膏外敷。

【用法用量】 煎服,2~5g;外用适量。生用长于泻火解毒燥湿;酒炒缓和寒性,能引药上行,清上焦火;姜汁炒清胃止呕;吴茱萸水炒反佐其性,清肝胆火。

【处方用名】 黄连、川连、味连、雅连、云连、鸡爪连、酒黄连、姜黄连、萸黄连。

【使用注意】 黄连苦寒清燥之性强,过服久服易伤脾胃,脾胃虚寒者慎用;苦燥易伤阴津,阴虚津伤者慎用。

黄 柏

【药物来源】 为芸香科植物黄皮树的干燥树皮。习称"川黄柏"。生用、盐炙或炒炭用。

【性味归经】 苦,寒。归肾、膀胱经。

【功效应用】

1. **清热燥湿** 用于多种湿热证。黄柏清热燥湿之力与黄芩、黄连相似,但以除下焦湿热为佳。

治泻痢合黄芩、黄连；配合知母、生地黄、木通，可用于小便淋涩热痛；配合白芷、龙胆，可用于带下阴肿。

2. 解毒疗疮 用于热毒疮疡、湿疹等。治湿热疮疡、湿疹之证，既可内服，又可外用。内服与黄连、黄芩等药同用，如黄连解毒汤；外用可配大黄、滑石等研末撒敷。

3. 泻火除蒸 用于阴虚发热，或梦遗滑精等。黄柏能清虚热以疗潮热骨蒸，泻肾火以疗梦遗滑精，常合知母、熟地黄等同用，如知柏地黄丸。

【用法用量】 煎服，3～12g；外用适量。生用清热燥湿解毒；盐炙泻肾火，清下焦湿热，退骨蒸；炒炭治便血及痔瘘出血。

【处方用名】 黄柏、川黄柏、盐黄柏、柏皮。

【使用注意】 脾胃虚寒便溏者慎用。

考点：黄芩、黄连、黄柏的药物鉴别

（二）其他清热燥湿药

其他清热燥湿药见表 10-4。

表 10-4 其他清热燥湿药

药名	性味归经	功效与应用	用法与用量	备注
龙胆	苦，寒。归肝、胆经	清热燥湿，泻肝胆火。用于湿热黄疸、阴肿阴痒、带下、湿疹瘙痒、肝火目赤、耳鸣耳聋、胁痛口苦、强中、惊风抽搐	煎服，3～6g	泻肝胆实火要药；脾胃虚寒者慎用
苦参	苦，寒。归心、肝、大肠、胃、膀胱经	清热燥湿，杀虫，利尿。用于热痢、便血、黄疸尿闭、赤白带下、阴肿阴痒、湿疹、湿疮、皮肤瘙痒、疥癣麻风；外治滴虫性阴道炎	煎服，4.5～9g。外用适量，煎汤洗患处	反藜芦
秦皮	苦、涩，寒。归肝、胆、大肠经	清热燥湿，收涩止痢，止带，明目。用于湿热泻痢、赤白带下、目赤肿痛、目生翳膜	煎服，6～12g。外用适量，煎汤洗患处	
白鲜皮	苦，寒。归脾、胃、膀胱经	清热燥湿，祛风解毒。用于湿热疮毒、黄水淋漓、湿疹、风疹、疥癣疮癞、风湿热痹、黄疸尿赤	煎服，5～10g。外用适量，煎汤洗或研粉敷	

三、清热解毒药

清热解毒药性味苦寒，以清火热，消肿毒为主要作用，适用于各种火热毒邪所致的病证。如急性热病、痈肿疮疖、丹毒、斑疹、喉痹、痄腮、痢疾，以及虫蛇咬伤、肿瘤等。

清热解毒药在使用时必须有针对性地选择，应用时必须适当配伍。如热毒在血分，与凉血药配合；火热炽盛，与泻火药配合；挟湿者，与燥湿药配合。此外，痢疾里急后重，宜配行气药；疮痈属虚，宜配补益药等。

（一）常用清热解毒药

金 银 花

【药物来源】 为忍冬科植物忍冬的干燥花蕾或带初开的花。生用、炒炭或制成露剂使用。

【性味归经】 甘，寒。归肺、心、胃经。

【功效应用】

1. 清热解毒 ①用于疮痈肿毒、咽喉肿痛。金银花清热解毒作用强，可合蒲公英、紫花地丁、连翘、牡丹皮等煎汤内服，或单用新鲜者捣烂外敷。②用于热毒引起的血痢便血。金银花能凉血而解热毒，治疗血痢便血，常以银花炒炭，合黄芩、黄连、白芍、马齿苋等同用。

2. 疏散风热 用于外感风热或温病初起。金银花甘寒，既清气分热，又清血分热，且在清热之中又有轻微宣散之功，所以能治外感风热或温病初起表证未解、里热又盛之证。应用时常配合连翘、牛蒡子、薄荷等同用，如银翘散。

此外，金银花尚可治暑热烦渴、咽喉肿痛、小儿热疮及痱子等。

【用法用量】 煎服，6～15g。疏散风热、清泄里热以生品为佳；炒炭长于凉血止痢；露剂长于清热解暑。

【处方用名】 金银花、二花、二宝花、忍冬花、双花、银花、银花炭。

> **链接**
>
> 金银花的由来
>
> 金银花，又名忍冬。金银花一名出自《本草纲目》，由于忍冬花初开为白色，后转为黄色，因此得名金银花。又因为一蒂二花，两条花蕊探在外，成双成对，形影不离，状如雄雌相伴，又似鸳鸯对舞，故有"鸳鸯藤"之称。

考点：金银花的功效应用

连 翘

【药物来源】 为木犀科植物连翘的干燥果实。生用。

【性味归经】 苦，微寒。归肺、心、小肠经。

【功效应用】

1. **清热解毒** 用于热病高热、烦躁、口渴或发斑疹等。连翘能清热解毒，无论气分热或血分热，都可应用。可用连翘配合黄连、赤芍、丹皮等同用。

2. **消肿散结** 用于痈肿疮毒，瘰疬痰核。连翘既清心火，解疮毒，又消痈肿结聚，为"疮家圣药"。治痈肿疮毒，与金银花、野菊花等同用；治瘰疬痰核，与夏枯草、玄参、浙贝等同用。

3. **疏散风热** 用于外感风热，温病初起。连翘长于清心火，散上焦风热。常与金银花、牛蒡子、薄荷等药同用，如银翘散。

此外连翘可用于热淋涩痛。连翘清心利尿，多与车前子、白茅根、竹叶、木通等药配伍，治疗湿热壅滞所致之小便不利或淋沥涩痛。

【用法用量】 煎服，6～15g。

【处方用名】 连翘、青翘、老翘、连召、连翘心。

（二）其他清热解毒药

其他清热解毒药见表10-5。

表10-5 其他清热解毒药

药名	性味归经	功效与应用	用法与用量	备注
板蓝根	苦，寒。归心、胃经	清热解毒，凉血利咽。用于瘟疫时毒、发热咽痛、温毒发斑、痄腮、烂喉丹痧、大头瘟疫、丹毒、痈肿	煎服，9～15g	体虚无实火热毒者忌服，脾胃虚寒者慎用
鱼腥草	辛，微寒。归肺经	清热解毒，消痈排脓，利尿通淋。用于肺痈吐脓、痰热喘咳、热痢、热淋、痈肿疮毒	15～25g，不宜久煎。鲜品用量加倍，水煎或捣汁服。外用适量，捣敷或煎汤熏洗患处	治肺痈要药
蒲公英	苦、甘，寒。归肝、胃经	清热解毒，消肿散结，利尿通淋。用于疔疮肿毒、乳痈、瘰疬、目赤、咽痛、肺痈、肠痈、湿热黄疸、热淋涩痛	煎服，10～15g	大量可致缓泻

续表

药名	性味归经	功效与应用	用法与用量	备注
白头翁	苦，寒。归胃、大肠经	清热解毒，凉血止痢。用于热毒血痢、阴痒带下	煎服，9～15g	治热毒血痢和阿米巴痢疾要药
山豆根	苦，寒。归胃、肺经	清热解毒，消肿利咽。用于火毒蕴结、乳蛾喉痹、咽喉肿痛、齿龈肿痛、口舌生疮	煎服，3～6g	有毒；脾胃虚寒者慎用
穿心莲	苦，寒。归心、肺、大肠、膀胱经	清热解毒，凉血，消肿。用于感冒发热、咽喉肿痛、口舌生疮、顿咳痨嗽、泄泻痢疾、热淋涩痛、痈肿疮疡、蛇虫咬伤	煎服，6～9g。外用适量	
紫花地丁	苦、辛，寒。归心、肝经	清热解毒，凉血消肿。用于疔疮肿毒、痈疽发背、丹毒、毒蛇咬伤	煎服，15～30g	治疗疮要药；体质虚寒者忌用
马齿苋	酸，寒。归肝、大肠经	清热解毒，凉血止血，止痢。用于热毒血痢、痈肿疔疮、湿疹、丹毒、蛇虫咬伤、便血、痔血、崩漏下血	煎服，9～15g。外用适量捣敷患处	

四、清热凉血药

清热凉血药多为苦甘咸寒之品，以清解营分、血分热邪为主要作用，适用于温病热入营血，见热盛心烦、舌绛神昏、血热发斑和血热妄行的各种出血证。

在应用清热凉血药时要注意配伍，如属气血两燔者，则需与清热泻火药同用；血热证而火毒炽盛者，可配伍清热解毒药。

（一）常用清热凉血药

地　黄

【药物来源】　为玄参科植物地黄的新鲜或干燥块根。生用或鲜用。

【性味归经】　甘，寒。归心、肝、肾经。

【功效应用】

1. **清热凉血**　用于温热病热入营血证。地黄入营血分，为清热、凉血、止血之要药。用于血热毒盛，斑疹紫黑，常与水牛角、牡丹皮、赤芍等同用；用于血热妄行之吐血、衄血等，常配侧柏叶、艾叶等同用；用于阴虚内热，骨蒸劳热，与鳖甲、青蒿、知母、地骨皮等同用。

2. **养阴生津**　用于热病津伤口渴，肠燥便秘。地黄既能清热养阴，又能生津止渴。生津常与麦冬、沙参、玉竹等同用；用于阴虚内热消渴，与山药、葛根、五味子等同用；用于肠燥便秘者，常与玄参、麦冬等同用。

【用法用量】　鲜地黄 12～30g，可捣汁入药。生地黄 10～15g，煎服。鲜地黄长于清热生津，凉血，止血；生地黄长于清热凉血，养阴生津。

【处方用名】　地黄、生地黄、生地、干地黄、大生地、鲜地黄。

【使用注意】　脾虚湿滞，腹满便溏及胸闷食少者慎用。

考点：鲜地黄、生地黄的功效

（二）其他清热凉血药

其他清热凉血药见表 10-6。

表 10-6 其他清热凉血药

药名	性味归经	功效与应用	用法与用量	备注
玄参	苦、甘、咸,微寒。归肺、胃、肾经	清热凉血,滋阴降火,解毒散结。用于热入营血、温毒发斑、热病伤阴、舌绛烦渴、津伤便秘、骨蒸劳嗽、目赤、咽痛、白喉、瘰疬、痈肿疮毒	煎服,9~15g	脾胃虚寒及食少便溏者慎用。反藜芦
牡丹皮	苦、辛,微寒。归心、肝、肾经	清热凉血,活血化瘀。用于热入营血、温毒发斑、吐血衄血、夜热早凉、无汗骨蒸、经闭痛经、跌扑伤痛、痈肿疮毒	煎服,6~12g	孕妇慎用
赤芍	苦,微寒。归肝经	清热凉血,散瘀止痛。用于热入营血、温毒发斑、吐血衄血、目赤肿痛、肝郁胁痛、经闭痛经、癥瘕腹痛、跌扑损伤、痈肿疮疡	煎服,6~12g	不与藜芦同用

五、清虚热药

清虚热药性多寒凉,以凉血退虚热为主要作用。适用于阴虚内热的骨蒸潮热、午后发热、手足心热等证;也适用于温热病后期的夜热早凉等。清虚热药常与养阴药配伍,标本兼顾。

(一)常用清虚热药

青 蒿

【药物来源】 为菊科植物黄花蒿的干燥地上部分。鲜用或生用。

【性味归经】 苦、辛,寒。归肝、胆经。

【功效应用】

1. 清虚热 用于温病后期,邪伏阴分,夜热早凉,热退无汗。青蒿清透阴分伏热,常与生地黄、鳖甲、牡丹皮等同用。

2. 除骨蒸 用于阴虚发热,骨蒸劳热等。与鳖甲、知母等同用。

3. 解暑热 用于暑热外感,发热口渴。青蒿清热解暑,治外感暑热,常与绿豆、西瓜翠衣、荷叶等同用。

4. 截疟 用于疟疾寒热。青蒿截疟之功甚强,尤善除疟疾寒热,为治疟疾良药,可单用大量鲜品加水捣汁服;或配桂心,如止疟方;兼呕恶,配黄芩、半夏、竹茹等同用。

此外,青蒿还可退黄,用于湿热黄疸。

【用法用量】 煎服,6~12g,后下;或鲜用绞汁服。

【处方用名】 青蒿、香蒿、香青蒿、青蒿梗、黄花蒿。

【使用注意】 脾胃虚弱、肠滑泄泻者慎用。

链接

青蒿素的发现——中医药献给世界的礼物

20世纪60年代,在氯喹抗疟失效、人类饱受疟疾之害的情况下,屠呦呦和她的团队经过多年不懈的努力,从中药青蒿中提取得到抗疟活性成分青蒿素。20多年来,青蒿素走向国际抗疟临床,并成为全球抗疟的一线药物。2015 年,屠呦呦成为第一位获得诺贝尔生理学或医学奖的中国科学家,获奖理由是“因为发现青蒿素——一种用于治疗疟疾的药物,挽救了全球特别是发展中国家的数百万人的生命”。

考点:青蒿的功效应用

(二)其他清虚热药

其他清虚热药见表 10-7。

表 10-7 其他清虚热药

药名	性味归经	功效与应用	用法与用量	备注
地骨皮	甘，寒。归肺、肝、肾经	凉血除蒸，清肺降火。用于阴虚潮热、骨蒸盗汗、肺热咳嗽、咳血、衄血、内热消渴	煎服，9～15g	脾虚便溏者慎用
银柴胡	甘，微寒。归肝、胃经	清虚热，除疳热。用于阴虚发热、骨蒸劳热、小儿疳热	煎服，3～10g	风寒、血虚证者慎用
胡黄连	苦，寒。归肝、胃、大肠经	退虚热，除疳热，清湿热。用于骨蒸潮热、小儿疳热、湿热泻痢、黄疸尿赤、痔疮肿痛	煎服，3～10g	脾胃虚寒者慎用

第3节 泻 下 药

案例导入 10-3

王某，男，65 岁。平素便秘 3 年余。近 1 周自觉肛门有下坠感，排便困难，遂自行去药店购买大黄开水泡服。

思考与讨论： 患者服用大黄通便正确吗？

凡能引起腹泻，或润滑大肠，促进排便的药物，称为泻下药。

泻下药多为沉降之品，主归大肠经，具有泻下通便作用，以排出肠内宿食、燥屎等；或具有清热泻火作用，使体内热毒积滞通过泻下而解；或具有逐水退肿作用，使水湿停饮从大便排出。主要用于大便秘结，胃肠积滞，实热内结及水肿停饮等里实证。部分药兼有解毒、活血祛瘀等作用。

泻下药使用时一定要注意证候的虚实、使用禁忌。泻下作用峻猛的药物，易伤正气及脾胃，故年老体虚、脾胃虚弱者应慎用；妇女胎前产后及月经期忌用；奏效即止，切勿过量。对于部分毒性强烈的药物，应当依法炮制，严格控制剂量，确保用药安全。

一、常用泻下药

大 黄

【药物来源】 为蓼科植物掌叶大黄、唐古特大黄或药用大黄的干燥根及根茎。生用，或酒炒、酒蒸、醋制、炒炭用。

【性味归经】 苦，寒。归脾、胃、大肠、肝、心包经。

【功效应用】

1. **泻下攻积** 用于积滞便秘。本品有较强的泻下作用，能荡涤肠胃，推陈出新，被称之为"将军"，是治疗积滞便秘之要药。其药性苦寒沉降，善能泄热，对实热便秘尤为适宜。常与芒硝、厚朴、枳实等同用，如大承气汤。

2. **凉血解毒** 用于血热吐衄，目赤咽肿，胃火牙痛。本品苦降，能使上炎之火下泄，又具清热泻火，凉血止血之功。治血热妄行之吐血、衄血、咯血，目赤咽肿，胃火牙痛，常与黄连、黄芩同用。用于治疗热毒痈肿疔疮、烧烫伤时，本品内服外用均可。内服常与金银花、蒲公英等同用；外用治烧烫伤，可单用粉，或配地榆粉，用麻油调敷患处。治疗肠痈腹痛，可与牡丹皮、桃仁等同用，如大黄牡丹汤。

3. **逐瘀通经** 用于瘀血证。本品有较好的活血逐瘀通经作用，既下瘀血，又清瘀热，为治疗瘀血证的常用药物。治妇女瘀血经闭，可与桃仁、桂枝等同用；治跌打损伤，瘀血肿痛，常与当归、红花、穿山甲等同用。

本品尚能清泻湿热，用于湿浊内蕴之黄疸、淋浊、湿热痢疾等。治黄疸常配茵陈蒿、栀子等；

治淋浊常与木通、车前子等同用；治肠道湿热积滞之痢疾，单用一味大黄即可，或与黄连、黄芩、白芍等同用。

【用法用量】　煎服，3～15g。泻下攻积宜生用，入汤剂不易久煎，或用开水泡服；酒炙大黄善清上焦血分热毒；熟大黄泻下力缓、泻火解毒；大黄炭凉血化瘀止血。外用适量，研末敷于患处。

【处方用名】　大黄、锦纹、川军、酒大黄、熟大黄、大黄炭等。

【使用注意】　本品易伤正气，若非实证，不宜妄用；本品苦寒，易伤胃气，脾胃虚弱者慎用；因其性沉降，且善活血祛瘀，故妊娠期、月经期、哺乳期妇女应慎用或忌用。

芒　硝

【药物来源】　本品为硫酸盐类矿物芒硝族芒硝，经加工精制而成的结晶体。主含含水硫酸钠（$Na_2SO_4 \cdot 10H_2O$）。将天然产品用热水溶解，滤过，放冷析出结晶，通称"皮硝"。再取萝卜洗净切片，置锅内加水与皮硝共煮，取上层液，放冷析出结晶，即芒硝。芒硝经风化失去结晶水而成白色粉末称玄明粉（元明粉）。

【性味归经】　咸、苦，寒。归胃、大肠经。

【功效应用】

1. 泻下软坚　用于积滞便秘。本品能泻下攻积，且性寒能清热，味咸润燥软坚，对实热积滞，大便燥结者尤为适宜。常与大黄相须为用，以增强泻下通便作用。

2. 清火消肿　用于咽痛、口疮、目赤及痈疮肿痛。本品外用有清热消肿作用。治咽喉肿痛、口舌生疮，可与硼砂、冰片、朱砂同用，或以芒硝置西瓜中制成西瓜霜外用。治目赤肿痛，可用芒硝置豆腐上化水或用玄明粉配制眼药水，外用滴眼。治痔疮肿痛，可单用本品煎汤外洗。

【用法用量】　6～12g，一般不入煎剂，冲入药汁内或开水溶化后服用。外用适量。

【处方用名】　芒硝、朴硝、玄明粉、元明粉、风化硝等。

【使用注意】　孕妇及哺乳期妇女忌用或慎用。不宜与硫黄、三棱同用。

考点：大黄与芒硝功效异同比较

二、其他泻下药

其他泻下药见表10-8。

表 10-8　其他泻下药简表

药名	性味归经	功效与应用	用法与用量	备注
番泻叶	甘、苦，寒。归大肠经	泻热行滞，通便，利水。用于热结积滞、便秘腹痛、水肿胀满	煎服，2～6g，后下，或开水泡服	哺乳期、月经期及妊娠忌用。不宜过量服用
火麻仁	甘，平。归脾、胃、大肠经	润肠通便。用于血虚津亏、肠燥便秘	煎服，10～15g	超大量食入可引起中毒
甘遂	苦，寒；有毒。归肺、肾、大肠经	泻水逐饮，消肿散结。用于水肿胀满、胸腹积水、痰饮积聚、气逆咳喘、二便不利、风痰癫痫、痈肿疮毒	0.5～1.5g，醋炙后多入丸散用。外用适量，生用	孕妇禁用；不宜与甘草同用
大戟	苦，寒；有毒。归肺、脾、肾经	泻水逐饮，消肿散结。用于水肿胀满、胸腹积水、痰饮积聚、气逆咳喘、二便不利、痈肿疮毒、瘰疬痰核	1.5～3g，入丸散服，每次 1g；内服醋炙用。外用适量，生用	孕妇禁用；不宜与甘草同用
芫花	苦、辛，温；有毒。归肺、脾、肾经	泻水逐饮；外用杀虫疗疮。用于水肿胀满、胸腹积水、痰饮积聚、气逆咳喘、二便不利；外治疥癣秃疮、痈肿、冻疮	煎服，1.5～3g。醋芫花研末吞服，每次 0.6～0.9g，每日1次。外用适量	孕妇禁用；不宜与甘草同用

药名	性味归经	功效与应用	用法与用量	备注
牵牛子	苦，寒；有毒。归肺、肾、大肠经	泻水通便，消痰涤饮，杀虫攻积。用于水肿胀满、二便不通、痰饮积聚、气逆咳喘、虫积腹痛	煎服，3～6g。入丸散服，每次 1.5～3g	孕妇禁用；不宜与巴豆、巴豆霜同用
巴豆	辛，热；有大毒。归胃、大肠经	峻下冷积，逐水退肿，祛痰利咽；外用蚀疮。用于寒积便秘、乳食停滞、腹水臌胀、二便不通、喉风、喉痹；外治痈肿脓成不溃、疥癣恶疮、疣痣	0.1～0.3g，多入丸散用，内服用巴豆霜。外用适量	孕妇禁用；不宜与牵牛子同用

第4节　祛 湿 药

案例导入 10-4

祁氏以茵陈五苓散加减，药物组成有茵陈、茯苓、泽泻、猪苓、白术、黄芩等，每日 1 剂，水煎服，一日三服。治疗急性黄疸型肝炎 51 例，全部临床治愈出院。平均住院时间为 16.8 天，最短者 10 天，最长者 32 天。

思考与讨论：1. 上方中哪些是祛湿药？主要功效分别是什么？
　　　　　　　2. 常用祛湿药还有哪些？

凡以祛除湿邪为主要功效的药物称为祛湿药。根据药物的主要功效，可分为祛风湿药、芳香化湿药、利水渗湿药三类。

一、祛 风 湿 药

凡以祛除风寒湿邪，治疗风湿痹证为主的药物，称祛风湿药。

本类药主要有祛风散寒，除湿的功效，适用于风寒湿邪侵袭后引起肌肉、经络、筋骨、关节等处疼痛、酸楚、麻木、重着、屈伸不利等症，其中部分药物还具有舒筋通络止痛和强筋骨的作用。辛温性燥的祛风湿药，易伤阴耗血，阴血亏虚者慎用。

独 活

【药物来源】　为伞形科植物重齿毛当归的干燥根。切片，生用。

【性味归经】　辛、苦，微温。归肾、膀胱经。

【功效应用】

1. **祛风湿**　用于风寒湿痹。本品辛散苦燥，气香温通，功善祛风湿，止痹痛，为治风湿痹痛主药，凡风寒湿邪所致之痹证，无论新久，均可应用；因其性善下行，尤以腰膝、腿足关节疼痛属下部寒湿者为宜。治感受风寒湿邪的风寒湿痹，常与当归、白术、牛膝等同用；治痹证日久正虚，常与桑寄生、杜仲、人参等同用。

2. **解表**　用于风寒挟湿表证。本品辛散温通苦燥，能散风寒湿而解表，治外感风寒挟湿所致的头痛头重，一身尽痛，常与羌活、藁本、防风等同用。

3. **止痛**　用于少阴头痛。本品善入肾经而搜伏风，可治少阴头痛，常与细辛、川芎等同用。

此外，其祛风湿之功，亦治皮肤瘙痒，内服或外洗皆可。

【用法用量】　煎服，3～10g。外用适量。

【处方用名】　独活、大活、川独活、香独活等。

考点：独活与羌活功效异同比较

二、芳香化湿药

凡气味芳香，性偏温燥，以化湿运脾为主要作用的药物，称为芳香化湿药。

本类药物辛香温燥，主入脾、胃经，能促进脾胃运化，消除湿浊，前人称为"醒脾"。此外，部分药还兼有解暑、辟秽、开窍、截疟等作用。

化湿药主要适用于湿浊内阻，脾为湿困，运化失常所致的脘腹痞满、呕吐泛酸、大便溏薄、食少体倦、口甘多涎、舌苔白腻等症。

本类药物多属辛温香燥之品，易于耗气伤阴，故阴虚血燥及气虚者宜慎用。

广藿香

【药物来源】 为唇形科植物广藿香的地上部分。切段生用。

【性味归经】 辛，微温。归脾、胃、肺经。

【功效应用】

1. 芳香化浊 用于湿阻中焦。本品气味芳香，为芳香化湿浊要药。又因其性微温，故多用于寒湿困脾所致的脘腹痞闷、少食作呕、神疲体倦等症，常与苍术、厚朴等同用。

2. 和中止呕 用于呕吐。本品既能化湿，又能和中止呕，常与半夏、丁香等同用。若偏于湿热者，配伍黄连、竹茹等；若妊娠呕吐，配伍砂仁、苏梗等；脾胃虚弱者，配伍党参、白术等。

3. 发表解暑 用于祛暑湿、湿温。本品既能化湿，又可解暑。治暑月外感风寒，内伤生冷而致恶寒发热、头痛脘闷、呕恶吐泻之暑湿证者，常与紫苏、厚朴、半夏等同用；若湿温病初起，湿热并重者，多与黄芩、滑石、茵陈等同用。

【用法用量】 煎服，3～10g，鲜品加倍。

【处方用名】 广藿香、藿香、苏藿香、藿香叶、藿香梗等。

【使用注意】 阴虚血燥者不宜用。

三、利水渗湿药

凡以通利水道、渗泄水湿、治疗水湿内停病证为主的药物，称利水渗湿药。

本类药物味多甘淡，主归膀胱、小肠经，作用趋向偏于下行，具有利水消肿、利尿通淋、利湿退黄等功效。主要适用于小便不利、水肿、泄泻、痰饮、淋证、黄疸、湿疮等。

本类药物易耗伤津液，对阴亏津少、肾虚遗精遗尿者，宜慎用或忌用。有些药物有较强的通利作用，孕妇应慎用。

茯 苓

【药物来源】 为多孔菌科真菌茯苓的干燥菌核。云南产者称"云苓"，质较优。生用或朱砂拌用。

【性味归经】 甘，淡，平。归心、脾、肾经。

【功效应用】

1. 利水渗湿 用于治疗水肿。本品味甘而淡，可用于治疗寒热虚实各种水肿。治疗水湿内停所致之水肿、小便不利，常与泽泻、猪苓、白术、桂枝等同用；治脾肾阳虚水肿，可与附子、生姜等同用；治疗水热互结，阴虚小便不利之水肿，与滑石、阿胶、泽泻合用。

2. 健脾和中 用于脾虚湿盛泄泻，痰饮。本品健脾渗湿而止泻，可与山药、白术、薏苡仁等同用。茯苓能健脾补中，治疗脾胃虚弱，倦怠乏力，食少便溏，常与人参、白术、甘草等同用。用于饮停于胃而呕吐者，多与半夏、生姜等同用。

3. 宁心安神 用于心脾两虚，气血不足之心悸、失眠、健忘。本品益心脾而宁心安神，多与黄芪、当归、远志等同用。治疗惊恐而不安卧者，常与人参、龙齿、远志等同用。

【用法用量】 煎服，10～15g。

【处方用名】 茯苓、白茯苓、云茯苓、云苓等。
【使用注意】 虚寒精滑者忌服。

> **链接**
>
> ### 茯苓家族
>
> 茯苓皮：为茯苓菌核的黑色外皮。性能同茯苓。功效利水消肿。长于行皮肤水湿，多治皮肤水肿。用量15～30g。
>
> 茯神：为茯苓菌核中间带有松根的部分。性能同茯苓。功效宁心安神，专治心神不安、惊悸、健忘等。用量同茯苓。

四、其他祛湿药

其他祛湿药见表10-9。

表10-9 其他祛湿药简表

药名	性味归经	功效与应用	用法与用量	备注
秦艽	辛、苦，平。归胃、肝、胆经	祛风湿，通络止痛，退虚热，清湿热。用于风湿痹证、中风不遂、骨蒸潮热、疳积发热、湿热黄疸、痔疮	3～9g	
桑寄生	苦、甘，平。归肝、肾经	祛风湿，补肝肾，强筋骨，安胎。用于风湿痹、崩漏经多、妊娠漏血、胎动不安	9～1g	无风湿者慎用
威灵仙	辛、咸，温。归膀胱经	祛风湿，补肝肾，强筋骨，消骨鲠。用于风湿痹证	6～10g	孕妇忌服，气血虚弱者慎用
防己	苦、辛，寒。归膀胱、肺经	祛风湿，止痛，利水消肿。用于风湿痹痛、水肿、小便不利、脚气、湿疹疮毒	5～10g	胃纳不佳及阴虚体弱者慎服
砂仁	辛，温。归脾、胃、肾经	化湿行气，温中止泻，安胎。用于湿阻中焦及脾胃气滞证、脾胃虚寒吐泻、气滞妊娠恶阻及胎动不安	3～6g，入汤剂宜后下	阴虚血燥者慎用
木瓜	酸，温。归肝、脾经	舒筋活络，和胃化湿。用于湿痹拘挛、腰膝关节酸重疼痛、暑湿吐泻、转筋挛痛、脚气水肿	6～9g	内有郁热，小便短赤者忌服
苍术	辛、苦，温。归脾、胃、肝经	燥湿健脾，祛风除湿，发汗解表。用于湿阻中焦、风湿痹、风寒挟湿表证	3～9g	阴虚内热、气虚多汗者忌服
厚朴	苦、辛，温。归脾、胃、肺、大肠经	燥湿消痰，下气除满，平喘。用于湿阻中焦、脘腹胀满、食积气滞、腹胀便秘、痰饮喘咳	3～10g	
五加皮	辛、苦，温。归肝、肾经	祛风湿，补肝肾，强筋骨，利水。用于风湿痹病、筋骨痿软、小儿行迟、体倦乏力、水肿、脚气	5～10g	气虚津亏者及孕妇当慎用
蕲蛇	甘、咸，温；有毒。归肝经	祛风，通络，止痉。用于风湿顽痹、麻木拘挛、中风口眼㖞斜、半身不遂、抽搐痉挛、破伤风、麻风、疥癣	3～9g；研末吞服1～1.5g	阴虚内热者忌服
泽泻	甘、淡，寒。归肾、膀胱经	利水渗湿，泄热。用于水肿、小便不利、泄泻、淋证、遗精	5～10g	
茵陈	苦、辛，微寒。归脾、胃、肝、胆经	利湿退黄，解毒疗疮。用于黄疸、湿疮瘙痒	6～15g	蓄血发黄者及血虚萎黄者慎用
车前子	甘，寒。归肝、肾、肺经	利尿通淋，渗湿止泻，清肝明目，清肺化痰。用于淋证、水肿、小便不利、目赤肿痛、翳障、痰热咳嗽	9～15g	肾虚精滑者慎用
桑枝	微苦，平。归肝经	祛风湿，利关节。用于风湿痹病、肩臂或关节酸痛麻木、白癜风、皮肤瘙痒、消渴	9～15g	
佩兰	辛，平。归脾、胃、肺经	芳香化湿，醒脾开胃，发表解暑。用于湿浊中阻、脘痞呕恶、口中甜腻、口臭、多涎、暑湿表证、湿温初起、发热倦怠、胸闷不舒	3～10g	

续表

药名	性味归经	功效与应用	用法与用量	备注
豆蔻	辛，温。归肺、脾、胃经	化湿行气，温中止呕，开胃消食。用于湿浊中阻、不思饮食、湿温初起、胸闷不饥、寒湿呕逆、胸腹胀痛、食积不消	3~6g	后下
金钱草	甘、咸，微寒。归肝、胆、肾、膀胱经	利湿退黄，利尿通淋，解毒消肿。用于湿热黄疸、石淋、肝胆结石、热淋、痈肿疔疮、毒蛇咬伤	15~60g	
薏苡仁	甘、淡，凉。归脾、胃、肺经	利水渗湿，健脾，除痹，清热排脓。用于水肿、小便不利、脚气、湿痹拘挛、肺痈、肠痈、脾虚湿困、泄泻带下	9~30g	利湿生用，健脾炒用
滑石	甘、淡，寒。归膀胱、肺、胃经	利尿通淋，清热解暑，收湿敛疮。用于热淋、石淋、尿热涩痛、暑湿、湿温、湿疮、湿疹、痱子	10~20g	包煎。脾虚者、热病伤津者及孕妇忌用
川木通	苦，寒。归心、小肠、膀胱经	利尿通淋，清心除烦，通经下乳。用于淋证、水肿、心烦尿赤、口舌生疮、经闭乳少、湿热痹痛	3~6g	
猪苓	甘、淡，平。归肾、膀胱经	利水渗湿。用于水肿、小便不利、泄泻、淋浊、带下	6~12g	
通草	甘、淡，微寒。归肺、胃经	利尿通淋，通气下乳。用于淋证、水肿、产后乳汁不下	3~5g	孕妇慎用
石韦	甘、苦，微寒。归肺、膀胱经	利尿通淋，清肺止咳，凉血止血。用于热淋、血淋、石淋、小便不通、淋沥涩痛、肺热喘咳、吐血、衄血、尿血、崩漏	6~12g	

第5节 温里药

案例导入 10-5

　　将105例2型糖尿病伴高胰岛素血症而中医辨证属脾肾阳虚的患者按2∶1比例随机分为观察组（70例）和对照组（35例）。两组均服用二甲双胍片，观察组加服温阳健脾汤（药物组成：熟附子、生黄芪、干姜、炙甘草、红参、肉桂、白术、云苓、熟地、山茱萸、山药、吴茱萸、当归、柴胡、白芍、鬼箭羽），8周为1个疗程，检测两组治疗前后胰岛素敏感性指标和血脂水平的变化，并观察两组临床疗效和毒副作用情况。在改善胰岛素敏感性指标方面，治疗后两组空腹血糖均下降。

思考与讨论：1. 附子的作用是什么？

　　　　　　　2. 以上哪些是温里药？

　　凡以温里祛寒，治疗里寒证为主的药物，称温里药，又名祛寒药。

　　温里药味辛，性温热，主入脾、肾、心经，有温里散寒之功，主治里寒证。里寒证多由于阴盛或阳虚引起，症见畏寒喜暖、口不渴、喜热饮、面白肢凉、尿清便溏。本类药因归经不同而有多种效用：主入脾、胃经，能温中散寒止痛，治疗外寒内侵，直中脾胃或脾胃虚寒证，症见脘腹冷痛、呕吐泄泻；主入肺经，能温肺化饮，治疗肺寒痰饮证，症见痰鸣咳喘、痰白清稀；主入肾经，能温肾助阳，治疗肾阳不足证，症见阳痿宫冷、夜尿频多；主入心、肾经，能温阳通脉、回阳救逆，治疗心肾阳虚证、亡阳厥逆证，症见心悸怔忡、脉微欲绝等；主入肝经，能暖肝散寒止痛，治疗寒侵肝经的少腹痛或寒疝腹痛。

　　温里药多辛热燥烈，易耗阴动火，故天气炎热时或素体火旺者当减少用量；热伏于里，热深厥深，真热假寒证禁用；凡实热证、阴虚火旺、津血亏虚者禁用；孕妇慎用。

一、常用温里药

附 子

【药物来源】　为毛茛科植物乌头的子根的加工品。加工炮制为盐附子、黑附片（黑顺片）、白附片、淡附片、炮附片。

【性味归经】 辛、甘,大热;有毒。归心、肾、脾经。

【功效应用】

1. **回阳救逆** 用于亡阳证。本品能上助心阳、中温脾阳、下补肾阳,为回阳救逆第一要药。用于治疗阳气衰微、阴寒内盛,大汗、大吐、大泻所致的四肢厥冷、脉微欲绝、冷汗自出之亡阳证,常与干姜、甘草同用,如四逆汤。本品能回阳救逆,人参大补元气,二者同用,可治亡阳兼气脱者。若寒邪入里,直中三阴而见四肢厥冷、恶寒蜷卧、吐泻腹痛、脉沉迟无力或无脉者,可与干姜、肉桂、人参同用。

2. **补火助阳** 用于阳虚证。本品辛甘温煦,有峻补元阳、益火消阴之效,凡肾、脾、心诸脏阳气衰弱者均可应用;治肾阳不足、腰膝冷痛、夜尿频多者,可与肉桂、山茱萸、熟地等同用;治脾肾阳虚、寒湿内盛所致脘腹冷痛、大便溏泻等,与党参、白术、干姜等同用;若治心阳衰弱,心悸气短、胸痹心痛者,可与人参、桂枝等同用;治阳虚兼外感风寒者,常与麻黄、细辛同用。

3. **散寒止痛** 用于寒痹证。本品气雄性悍,走而不守,能逐经络中风寒湿邪,故有较强的散寒止痛作用。凡风寒湿痹、周身骨节疼痛者均可用,尤善治寒痹痛剧者,常与肉桂、干姜、吴茱萸等同用,或与桂枝、白术、甘草同用。

【用法用量】 煎服,3～15g。本品有毒,宜先煎0.5～1小时,至口尝无麻辣感为度。

【处方用名】 附片、制附片、炮附片、淡附片、黑顺片、盐附子等。

【使用注意】 孕妇及阴虚阳亢者忌用。反半夏、瓜蒌、贝母、白蔹、白及。生品外用,内服须炮制。若内服过量,或炮制、煎煮方法不当,可引起中毒。

考点:附子的煎服方法、附子与肉桂功效异同比较

链接

附子的两面性

附子为回阳救逆第一要药,古人云"附子乃命门主药,能入其窟穴而招之,引火归原,则浮游之火自熄矣。凡属阳虚阴极之候,肺肾无热证者,服之有起死之殊功"(《本草汇言》)。现代临床研究表明,附子可用于治疗胃痛、心律失常、心力衰竭、休克、支气管哮喘等。附子的另一面则是毒性大,可致心律不齐、血压下降、体温降低、呼吸抑制、肌肉麻痹和中枢神经功能紊乱,严重者死亡。附子中毒主要是误食或用药不慎(如剂量过大、煎煮不当、配伍失宜等)或个体差异。附子中含多种乌头碱类化合物,具有较强的心脏毒性。但经加热水解后毒性则大大降低,所以附子宜久煎。

肉 桂

【药物来源】 为樟科植物肉桂的干燥树皮。因剥取部位及品质的不同而加工成多种规格,常见的有企边桂、板桂、油板桂等。生用。

【性味归经】 辛、甘,大热。归肾、脾、心、肝经。

【功效应用】

1. **补火助阳** 用于阳痿、宫冷。本品辛甘大热,能补火助阳,益阳消阴,作用温和持久,为治命门火衰之要药。常配附子、熟地、山茱萸等,用治肾阳不足,腰膝冷痛,夜尿频多,滑精遗尿等,如肾气丸。

2. **散寒止痛** 用于腹痛、寒疝。本品甘热助阳以补虚,辛热散寒以止痛,善去痼冷沉寒。治寒邪内侵或脾胃虚寒之脘腹冷痛,可单用研末,酒煎服;或与党参、附子等配伍。治寒疝腹痛,多与吴茱萸、小茴香等同用。

3. **温经通脉** 用于腰痛、胸痹、阴疽、闭经、痛经。本品辛散温通,能行气血、运经脉、散寒止痛。治风寒湿痹,尤以治寒痹腰痛为主,常与独活、桑寄生、杜仲等同用。治胸阳不振,寒邪内侵之胸痹心痛,常与附子、干姜、川椒等同用;治阳虚寒凝,血滞痰阻之阴疽、流注等,与鹿角胶、

炮姜、麻黄等同用；若治冲任虚寒，寒凝血滞之闭经、痛经等证，可与当归、川芎、小茴香等同用。

4. 引火归元　用于虚阳上浮诸症。本品大热入肝肾，能使因下元虚衰所致上浮之虚阳回归故里，所以称引火归元。用于治疗元阳亏虚，虚阳上浮之面赤、虚喘、汗出、心悸、失眠、脉微弱者，常与山茱萸、五味子、人参、牡蛎等同用。此外，久病体虚气血不足者，在补气益血方中加入少量肉桂，有鼓舞气血生长之效。

【用法用量】　煎服，5g，宜后下。研末冲服，每次 1～2g。

【处方用名】　肉桂、肉桂皮、桂皮等。

【使用注意】　阴虚火旺者、里有实热者、血热妄行出血者及孕妇忌用。畏赤石脂。

链接

用好肉桂

1. 肉桂香气馥郁，可使肉类菜肴祛腥解腻，令人食欲大增。
2. 菜肴中适量添加肉桂，有助于预防或延缓因年老而引起的 2 型糖尿病。
3. 肉桂中含苯丙烯酸类化合物，对前列腺增生有治疗作用。

注意事项：
1. 受潮发霉的肉桂勿用，夏季忌食。
2. 肉桂含有可以致癌的黄樟素，所以食用量越少越好，且不宜长期食用。
3. 挑选肉桂：优质肉桂，外表呈灰褐色，内里赭赤色，用口嚼时，有先甜后辛味道的为好。

肉桂适合人群：一般人群均可食用。适宜食欲不振、腰膝冷痛、风湿性关节炎、心动过慢的人食用；不适宜便秘患者、痔疮患者、孕妇食用。

二、其他温里药

其他常用温里药见表 10-10。

表 10-10　其他温里药简表

药名	性味归经	功效与应用	用法与用量	备注
干姜	辛，热。归脾、胃、肾、心、肺经	温中散寒，回阳通脉，温肺化饮。用于腹痛、呕吐、泄泻、亡阳证、寒饮喘咳	3～10g	
吴茱萸	辛、苦，热；有小毒。归肝、脾、胃、肾经	散寒止痛，降逆止呕，助阳止泻。用于厥阴头痛、寒疝腹痛、寒湿脚气、经行腹痛、脘腹胀痛、呕吐吞酸、五更泄泻；外治口疮、高血压	2～5g	不宜多用、久服。阴虚有热者忌用
丁香	辛，温。归脾、胃、肺、肾经	温中降逆，散寒止痛，温肾助阳。用于脾胃虚寒、呃逆呕吐、食少吐泻、心腹冷痛、肾虚阳痿	1～3g	热证及阴虚内热者忌用。畏郁金
小茴香	辛，温。归肝、肾、脾、胃经	散寒止痛，理气和胃。用于寒疝腹痛、睾丸偏坠、痛经、少腹冷痛、脘腹胀痛、食少吐泻、睾丸鞘膜积液	3～6g	阴虚火旺者慎用
胡椒	辛，热。归胃、大肠经	温中散寒，下气消痰。用于胃寒呕吐、腹痛泄泻、食欲不振、癫痫痰多	0.6～1.5g	研粉吞服
花椒	辛，温。归脾、胃、肾经	温中止痛，杀虫止痒。用于脘腹冷痛、呕吐泄泻、虫积腹痛；外治湿疹、阴痒	3～6g	

第6节　理气药

案例导入 10-6

李某，某卫校实习护生，在医院实习期间学习压力大，加之近期临近护士执业资格考试，父母和老师都施压。从前月起出现月经的前几天小腹胀痛难忍，乳房及两胁肋部胀痛，心烦，月经量少且夹有少量血块。使用各种热敷、电暖宝胀痛症状不缓解。经后疼痛消失。妇科检查无异常。此次月经又发作疼痛，求治于中医。予香附丸口服，一日后疼痛缓解。香附丸组成：香附（醋制）、当归、川芎、白芍（炒）、熟地黄、白术（炒）、砂仁、陈皮、黄芩。

思考与讨论：1. 请分析方中香附、陈皮有何功效？
　　　　　　　2. 常用的理气药有哪些？

凡以疏理气机为主要功效，常用以治疗气机不畅的药物，称为理气药，也称行气药。其中行气作用较强者称为破气药。

本类药物多性味辛、苦，温，气味芳香，味辛能行，味苦能泄，芳香走窜，性温通行。

本类药物大多辛香温燥，易耗气伤阴，所以气阴不足者慎用。

现代药理研究表明，理气药具有抑制或兴奋胃肠平滑肌，促进消化液分泌，以及调节子宫平滑肌、祛痰、平喘、增加冠状动脉血流量等作用。

一、常用理气药

陈　皮

【**药物来源**】　为芸香科植物橘及其栽培变种的成熟干燥果皮。以陈久者为佳，故称陈皮。产于广东新会者称新会皮、广陈皮。切丝，生用。

【**性味归经**】　辛、苦，温。归脾、肺经。

【**功效应用**】

1. **理气健脾**　用于脾胃气滞证。本品辛行温通，有行气止痛、健脾和中之功。因其苦温而燥，故治寒湿中阻之气滞最宜。治疗中焦寒湿脾胃气滞之脘腹胀痛、恶心呕吐、泄泻等，常与苍术、厚朴等同用，如平胃丸。若遇外感风寒，内伤湿滞之腹痛、呕吐、泄泻者，配藿香、紫苏等，如藿香正气口服液；若遇食积不化，胃失和降，脘腹胀痛，嗳腐呕逆者，可与山楂、神曲、半夏等相配，如保和丸。

2. **燥湿化痰**　用于湿痰、寒痰咳嗽。本品既能燥湿化痰，又能温化寒痰，且辛行苦泄而能宣肺止咳，为治痰之要药。治湿痰咳嗽，多与半夏、茯苓等同用，如二陈丸；若治寒痰留饮，胸闷咳嗽者，宜与干姜、良姜等同用，以温中化痰止咳，如温中化痰丸。

【**用法用量**】　3～10g，入汤剂。

【**处方用名**】　陈皮、橘皮、广陈皮、陈橘皮、新会皮等。

> **链接**
>
> ### 陈皮"家族"
>
> 1. **橘核**　为橘的种子。性味苦，平。归肝经。功能理气散结，止痛。适用于疝气疼痛、睾丸肿痛及乳房结块等。3～10g，入汤剂。
>
> 2. **橘络**　为橘的中果皮及内果皮之间的纤维束群。性味甘、苦，平。归肝、肺经。功能行气通络，化痰止咳。适用于痰滞经络之胸痛、咳嗽、痰多。3～5g，入汤剂。
>
> 3. **橘叶**　为橘树的叶。性味辛、苦，平。归肝经。功能疏肝行气，散结消肿。适用于胁肋作痛、乳痛、乳房结块等。6～10g，入汤剂。
>
> 4. **化橘红**　为芸香科植物化州柚或柚的未成熟或接近成熟外层果皮。性味辛、苦，温。归肺、脾经。功能理气宽中，燥湿化痰。适用于湿痰或寒痰咳嗽，食积呕恶，胸闷等。3～6g，入汤剂。

二、其他理气药

其他常用理气药见表10-11。

表 10-11 其他理气药简表

药名	性味归经	功效与应用	用法与用量	备注
枳实	苦、辛、酸，温。归脾、胃、大肠经	破气除痞，化痰消积，用于胃肠积滞、湿热泻痢、胸胁疼痛、胃扩张、胃下垂、子宫脱垂、脱肛等	3~9g	孕妇慎用
沉香	辛、苦，微温，归脾、胃、肾经	行气止痛，温中止呕，纳气平喘。用于胸腹胀痛、胃寒呕吐、虚喘证	1.5~4.5g，宜后下	
香附	辛、微苦、微甘，平。归肝、脾、三焦经	疏肝解郁。用于肝郁气滞胁痛、腹痛；调经止痛，为妇科调经之要药；理气调中，用于脾胃气滞腹痛	6~9g	气病之总司，女科之主帅
川楝子	苦，寒；有小毒。归肝、胃、小肠、膀胱经	行气止痛，杀虫。用于虫积腹痛，杀虫而疗癣	4.5~9g	不宜过量或持续服用；脾胃虚寒者慎用
木香	辛、苦，温。归脾、胃、大肠、胆、三焦经	行气止痛，健脾消食。用于脘腹胀痛、泻痢里急后重；腹痛胁痛、黄疸、疝气疼痛、气滞血瘀之胸痹	1.5~6g	
青皮	苦、辛，温。归肝、胆、胃经	疏肝破气，消积化滞。用于气滞脘腹疼痛、食积腹痛、癥瘕积聚、久疟痞块	3~9g	

第7节 理 血 药

案例导入 10-7

童某，女，16 岁，每月行经前腹痛，需服止痛药才能缓解。医生诊断为"气滞血瘀型痛经"。给予复方丹参片口服，每次 2 片，每日 3 次。连服 20 天为 1 个疗程，隔 10 天再进行第 2 个疗程，间隔时间是行经期。治疗 2 个疗程后痊愈。

思考与讨论： 1. 该方中丹参属于哪类中药？
2. 丹参的功效是什么？

凡以补血、活血、止血、凉血为主要功效，用于治疗瘀血证，或出血病证的药物，称为理血药。

理血药根据药物功效的不同，可分为补血药、活血化瘀药、止血药、凉血药四类。补血药、凉血药分别在补益药、清热药中介绍。本节中主要介绍活血化瘀药与止血药。

一、活血化瘀药

（一）常用活血化瘀药

凡以通利血脉、促进血行、消散瘀血为主要功效的药物，称为活血化瘀药，或活血祛瘀药。其中活血作用较强者，又称为破血逐瘀药。

活血化瘀药具有活血化瘀，消肿止痛，通经除痹之功效。适应于血行不畅，瘀血阻滞所致的痛经、经闭、产后瘀阻腹痛，以及心腹刺痛、癥瘕积聚、跌打损伤等病证。

气行则血行，气滞则血瘀。故活血化瘀药常与行气药配伍使用，以增强疗效。本类药物易耗血动血，且能催产下胎，故妇女月经过多、血虚经闭者忌用，孕妇慎用或忌用。

川 芎

【药物来源】 为伞形科多年生草本植物川芎的根茎。生用或炒用。

【性味归经】 辛，温。归肝、胆、心包经。

【功效应用】

1. **活血行气** 用于多种瘀血痛证。本品辛温香窜，既能活血化瘀，又能止痛，为"血中气药"，尤宜于治疗血瘀兼气滞之痛证。善"下行血海"而"下调经水"，为妇科活血调经之要药。可治疗月经不调、痛经、闭经、产后瘀阻腹痛等多种妇科瘀血证，常与当归、桃仁、炮姜同用；又善"中开郁结"，可广泛用于治疗血瘀气滞所致之胸、胁、腹诸痛证；治疗胸痹心痛，可单味为末，酒调服；治疗肝郁胁痛，常与柴胡、白芍、香附同用；亦用于治疗跌打损伤，疮疡痈肿，可与三七、乳香、没药同用。

2. **祛风止痛**　用于治疗各种头痛。本品秉性升散，可祛风止痛，为治头痛要药。治风寒头痛，常与白芷、防风、细辛同用；治风热头痛，常与菊花、僵蚕、石膏同用；治风湿头痛，常与羌活、防风、藁本同用；治血虚头痛，常与当归、白芍、桑寄生等同用。其他如火郁头痛等，亦可使用，故有"头痛不离芎"之说。

【用法用量】　煎服，3～9g。

【处方用名】　川芎、炒川芎、炙川芎、酒川芎。

【使用注意】　阴虚火旺者慎用，孕妇忌用。

链接

川芎的现代研究

本品含挥发油、生物碱（川芎嗪等）、酚性物质（阿魏酸等）。川芎嗪能扩张血管、预防血栓形成，并有镇痛、镇静、解痉、降压、抗肿瘤等作用。阿魏酸能调节免疫，抗放射。近年来多用于冠心病、心绞痛、脑血栓、偏头痛的治疗，疗效较好。

丹　参

【药物来源】　为唇形科多年生草本植物丹参的根。生用或酒炙用。

【性味归经】　苦，微寒。归心、肝经。

【功效应用】

1. **活血祛瘀**　用于各种瘀血病证。本品能祛瘀生新，活血不伤正。治胸痹、脘腹疼痛，常与砂仁、檀香同用；治癥瘕积聚，常与三棱、莪术、鳖甲同用；治风湿痹痛，常与防风、秦艽同用；治跌打伤痛，常与当归、乳香、没药同用。本品尤善调经水，为妇科调经要药，有"一味丹参散，功同四物汤"之说。治疗瘀血所致之月经不调、痛经、闭经、产后瘀阻腹痛等病证，可单味为末，酒调服，亦可与益母草、当归同用。

2. **凉血消痈**　用于血热瘀滞，疮疡痈肿，可与金银花、连翘同用。

3. **清心除烦**　用于热入营血，心悸失眠，可与柏子仁、夜交藤同用。

近年来，丹参多用于冠心病、心绞痛的治疗，疗效较好。

【用法用量】　煎服，5～15g。活血化瘀宜酒炙用；祛瘀止痛宜生用。

【处方用名】　丹参、赤参、紫丹参、炒丹参、酒丹参、醋丹参。

【使用注意】　反藜芦。

（二）其他活血化瘀药

其他常用活血化瘀药见表 10-12。

表 10-12　其他活血化瘀药简表

药名	性味归经	功效与应用	用法与用量	备注
红花	辛，温。归心、肝经	活血通经，祛瘀止痛，活血化斑。用于血瘀经闭、痛经、产后瘀阻腹痛、血热瘀滞、斑疹紫黯等证	3～9g	孕妇忌用，有出血倾向者慎用
桃仁	苦，平。归心、肝、肺、大肠经	活血祛瘀，润肠通便。用于瘀血所致之痛经、闭经、产后瘀阻腹痛，以及肺痈、肠痈	5～15g	孕妇忌用，便溏者慎用
延胡索	辛、苦，温。归肝、脾、心经	活血，行气，止痛。用于气滞血瘀诸痛证，如胸痹心痛、痛经、产后瘀阻腹痛	3～12g	醋制增效，孕妇忌用

药名	性味归经	功效与应用	用法与用量	备注
郁金	辛、苦，寒。归肝、胆、心经	活血化瘀，清心解郁，凉血止血，利胆退黄。用于气滞血瘀诸痛证，以及神昏癫狂、血热出血、黄疸、胆石症等	3～10g	孕妇慎用，不与丁香同用
莪术	辛、苦，温。归肝、脾经	破血行气，消积止痛。用于癥瘕积聚、经闭、心腹瘀痛、食积脘腹胀痛	3～15g	醋制增效，孕妇忌用
益母草	辛、苦，微寒。归心、肝、膀胱经	活血祛瘀，利水消肿。用于痛经、经闭、产后瘀滞腹痛、恶露不尽、水肿、小便不利	10～30g	孕妇忌用
牛膝	苦、甘、酸，平。归肝、肾经	逐瘀通经，补肝肾，强筋骨，引血下行，利尿通淋。用于痛经、经闭、产后瘀滞腹痛、肾虚腰痛、久痹、头痛、眩晕、吐血、淋证	6～15g	孕妇及月经过多者忌用
虎杖	苦，寒。归肝、胆、肺经	散瘀定痛，化痰止咳，利湿退黄，清热解毒。用于经闭、跌打损伤、肺热咳嗽、黄疸、淋浊带下、痹痛、烧烫伤、痈肿疮毒、毒蛇咬伤	9～15g	孕妇忌用
水蛭	咸、苦，平。归肝经	破血逐瘀，通经。用于癥瘕积聚、血瘀闭经、跌打损伤	1.5～3g；研末吞服0.3～0.5g	有小毒，孕妇忌用
乳香	辛、苦，温。归心、肝、脾经	活血行气止痛，消肿生肌。用于血瘀气滞诸痛证、跌打损伤、疮疡痈肿	3～10g	宜炒去油用，孕妇忌用
没药	辛、苦，平。归心、肝、脾经	功效应用与乳香相似，常与乳香相须为用	3～10g	孕妇忌用
姜黄	辛、苦，温。归肝、脾经	破血行气，通经止痛。用于心腹痛、胸胁痛、闭经、产后腹痛、跌打损伤、风湿肩臂疼痛	3～10g	孕妇忌用
三棱	辛、苦，平。归肝、脾经	破血行气，消积止痛。用于癥瘕积聚、痛经、闭经、产后瘀阻、食积脘腹胀痛	5～10g	醋炙止痛效佳，孕妇忌用
鸡血藤	苦、甘，温。归肝、肾经	活血补血，舒筋活络。用于月经不调、痛经、闭经、风湿痹痛、手足麻木、肢体瘫痪	10～30g	
五灵脂	甘、苦、咸，温。归肝经	活血止痛，化瘀止血。用于痛经、闭经、产后腹痛、胸痛、崩漏	3～10g	孕妇忌用，不与人参同用
土鳖虫	咸，寒。归肝经	破血逐瘀，续筋骨。用于瘀肿疼痛、筋伤骨折、血瘀经闭、产后瘀阻腹痛、癥瘕积聚	3～10g	有小毒，孕妇忌用
王不留行	苦，平。归肝、胃经	活血通经，下乳消肿，利尿通淋。用于血瘀痛经、经闭、产后乳汁不下、乳痈、热淋、石淋、血淋	4～10g	孕妇忌用

二、止 血 药

凡以制止体内外出血为主要功效的药物，称为止血药。适应于各种出血证，如咯血、衄血、吐血、便血、痔血、尿血、月经过多、崩漏、紫癜、外伤出血等。

根据药物功效的不同，止血药可分为凉血止血药、收敛止血药、化瘀止血药及温经止血药。应根据出血的原因和性质的不同，选择适宜的止血药。如血热妄行所致出血，应选用凉血止血药，并配伍清热泻火、清热凉血药；瘀血内阻所致出血，应选用化瘀止血药，并配伍行气活血药；虚寒性出血，应选用温经止血药或收敛止血药，并配伍健脾益气与温阳药物。

（一）常用止血药

三 七

【药物来源】 为五加科多年生草本植物三七的根。晒干研细粉用。

【性味归经】 甘、微苦，温。归肝、胃经。

【功效应用】

1. **化瘀止血**　用于各种体内外出血证。具有"止血不留瘀，化瘀不伤正"的特点，为止血良药，尤适宜治疗出血兼瘀者。可为散剂单独使用，亦可配伍血余炭、花蕊石同用。治疗创伤出血，常与乳香、血竭、五倍子等药研末外敷。

2. **活血定痛**　用于跌打损伤，瘀滞肿痛，胸腹刺痛。为伤科要药。可研末单用，或外敷。亦可配伍当归、木香同用。

此外，本品对于心绞痛及其他多种内科、妇科瘀血病证均有一定疗效。

【用法用量】　煎服，3～10g；多研末服用，每次1～1.5g；外用适量。

【处方用名】　三七、田三七、田七、参三七、三七粉。

【使用注意】　孕妇慎用。

考点：三七的功用

小　蓟

【药物来源】　为菊科多年生草本植物刺耳草的地上部分。生用或炒炭用。

【性味归经】　甘，凉。归心、肝经。

【功效应用】

1. **凉血止血**　用于血热出血证。如咯血、衄血、吐血、尿血、崩漏等，常与蒲黄、木通同用。

2. **解毒消痈**　用于热毒疮痈。可单用捣烂外敷，或配伍其他清热解毒药内服。尤以鲜品为佳。

【用法用量】　煎服，10～20g，鲜品可至30～60g。外用适量。

【处方用名】　小蓟、鲜小蓟、小蓟炭。

（二）其他止血药

其他止血药见表10-13。

表10-13　其他止血药简表

药名	性味归经	功效与应用	用法与用量	备注
地榆	苦、酸、涩，微寒。归肝、大肠经	凉血止血，解毒敛疮。用于便血、痔血、血痢、崩漏、湿疹、皮肤溃烂、水火烫伤	10～15g	外用适量
白及	苦、甘、涩，微寒。归肺、胃、肝经	收敛止血，消肿生肌。用于肺胃出血、外伤出血、疮疡肿痛、手足皲裂	5～15g	外用适量，反乌头
大蓟	苦、甘，凉。归心、肝经	凉血止血，解毒消痈。用于吐血、咯血、衄血、尿血、便血、崩漏、疮痈肿毒	10～15g	
白茅根	甘，寒。归肺、胃、膀胱经	凉血止血，清热利尿。用于尿血、吐血、衄血、热淋、水肿、小便不利	15～30g	
茜草	苦，寒。归肝经	凉血止血，祛瘀通经。用于吐血、衄血、尿血、便血、崩漏、外伤出血、血瘀经闭、跌打损伤	10～15g	止血炒用
蒲黄	甘，平。归肝、心包经	化瘀止血，利尿通淋。用于吐血、咯血、衄血、尿血、便血、崩漏及外伤出血、胸痹心痛、腹痛、血淋涩痛	3～10g	包煎。孕妇忌用
艾叶	辛、苦，温。归肝、脾、肾经	温经止血，散寒止痛。用于月经过多、崩漏、月经不调、痛经及胎动不安	3～10g	
槐花	苦，微寒。归肝、大肠经	凉血止血，清肝泻火。用于便血、痔血、头痛、目赤、烫伤、脱发	10～15g	无实火者慎用
侧柏叶	苦、涩，寒。归肺、肝、脾经	凉血止血，化痰止咳。用于吐血、咯血、衄血、尿血、便血、崩漏、肺热咳嗽、烫伤、脱发	6～12g	
棕榈	苦、涩，平。归肺、大肠经	收敛止血。用于吐血、咯血、衄血、尿血、便血、崩漏	6～15g	煅炭用，瘀滞出血者禁用

第8节 补 虚 药

案例导入 10-8

张某，女，61 岁，冠心病、心绞痛病史 4 年。近日自觉胸闷、胸痛、心悸、气短、乏力。临床治疗给予生脉注射液静脉滴注，每日 2 次，连续 3 周，患者病情明显好转。生脉注射液主要由人参、麦冬、五味子三味药制成。

思考与讨论：1. 人参、麦冬、五味子各属于哪类中药？
　　　　　　2. 人参、麦冬、五味子的功效各是什么？

凡以补虚扶弱、纠正人体气血阴阳不足为主要功效的药物，称为补虚药。用于治疗素体虚弱，或大病之后正气虚衰，或病邪未尽，正气已衰等虚损证候。补虚药根据其功效不同，可分为补气药、补血药、补阴药、补阳药四类。

使用补虚药应忌误补、滥补。如邪气实而正不虚，误补则易导致"闭门留寇"。虚证多为慢性病，剂型宜用蜜丸、煎膏、水丸、片剂等；入汤剂宜久煎。

考点： 补虚药使用注意事项

一、补 气 药

补气药具有补气功效，用以治疗气虚证。能补益脏腑之气，多归脾、肺二经。

（一）常用补气药

人 参

【药物来源】 为五加科植物人参的干燥根。

【性味归经】 甘、微苦，微温。归脾、肺、心、肾经。

【功效应用】

1. **大补元气、复脉固脱** 用于因大失血、大吐泻或久病重病等所致的元气虚衰，气息短促，脉微欲绝之气脱危候。可单用本品大量煎服，如独参汤。

2. **补脾益肺** 用于脾胃虚弱之倦怠乏力、食欲不振、便溏久泻，常与白术、茯苓同用。用于肺肾两虚之喘促短气、言语无力，常与桃仁、蛤蚧同用。

3. **生津止渴** 用于热伤气津之口渴、汗多及消渴证，常与石膏、生地同用。

4. **安神益智** 用于心气不足之失眠多梦、心悸健忘。常与当归、酸枣仁同用。

【用法用量】 煎服，5～10g。危重者，可用至 15～30g。宜文火另煎，单服或兑服。

【使用注意】 反藜芦，畏五灵脂，恶莱菔子，不宜与萝卜或茶同食。

考点： 人参的来源及功用

链接

常见人参制法与制品

常用的人参有多种加工品。洗净后，直接晒干使用的称为生晒参；蒸制后干燥的，呈红棕色称为红参；在参体表面用排针扎小眼，用糖水浸泡后干燥的称为糖白参。

人参现代研究

人参的主要成分为人参皂苷，含挥发油、多糖等。有抗休克、抗疲劳、提高脑力、促进造血功能、增强机体的免疫功能、增强性机能等作用；尚能促进蛋白质、核酸代谢，降低血糖，以及抗过敏、抗肿瘤及延缓衰老。

（二）其他补气药

其他补气药见表10-14。

表10-14 其他补气药简表

药名	性味归经	功效与应用	用法与用量	备注
党参	甘，平。归脾、肺经	补气健脾，养血生津。用于倦怠乏力、食少便溏、短气喘促、血虚、头晕、心悸等	10～30g	反藜芦
黄芪	甘，微温。归脾、肺经	补气升阳，益卫固表，托毒生肌，利尿消肿。用于倦怠乏力、食少便溏、久泻脱肛、内脏下垂、气虚外感、表虚自汗、疮疡不溃或溃久不敛、水肿、小便不利	10～15g，大剂量可用至30～60g	内有积滞、阴虚阳亢、疮疡阳证者忌用
白术	苦、甘，温。归脾、胃经	补气健脾，燥湿利水，止汗，安胎。用于倦怠乏力、食少便溏、脘腹胀满、痰饮、水肿、眩晕、心悸、脾虚气弱之胎动不安	5～15g	阴虚内热或津液不足者慎用
甘草	甘，平。归心、肺、脾、胃经	补脾益气，祛痰止咳，缓急止痛，清热解毒，缓和药性。用于食少便溏、倦怠乏力、心悸气短、咳喘、热毒疮疡、咽喉肿痛	3～10g，大剂量可用至30g	反甘遂、大戟、芫花、海藻
西洋参	甘、苦，凉。归心、肺、肾经	补气养阴，清热生津。用于短气喘促、咳嗽痰少、心悸失眠、消渴	3～6g	另煎兑服，反藜芦
山药	甘，平。归肺、脾、肾经	补脾益胃，养肺固肾。用于食少体倦、腹胀便溏、气喘久咳、消渴、遗精、尿频	10～30g	湿盛中满，有积滞者忌用

二、补 血 药

补血药具有补血功效，用以治疗血虚证。多归心、肝二经，能滋生血液，补心养肝。适用于心肝血虚证，常与补气药同用。

（一）常用补血药

当 归

【药物来源】 为伞形科多年生草本植物当归的根。

【性味归经】 辛、甘，温。归心、肝、脾、大肠经。

【功效应用】

1. **补血活血** 本品为补血要药。用于血虚所致之面色萎黄、头目眩晕、心悸失眠等症，常与熟地、白芍同用。

2. **调经止痛** 本品为妇科调经要药。用于月经不调、痛经、经闭、产后腹痛等妇科病证。治血虚所致的妇科病证，常与熟地、白芍同用；治血瘀所致的妇科病证，常与桃仁、红花同用；治瘀血疼痛、跌打损伤，常与乳香、没药同用。

3. **消肿生肌** 用于气血亏虚之痈疽脓成不溃，或溃后不敛，常与黄芪、川芎、皂角刺等同用。

4. **润肠通便** 用于血虚肠燥便秘，常与火麻仁、肉苁蓉同用。

【用法用量】 煎服，5～15g。一般生用，酒制可增强活血之力。补血用当归身；破血用当归尾；补血活血用全当归。

【使用注意】 湿盛中满，大便溏泄者忌用；阴虚有热者慎用。

考点：当归的功用

（二）其他补血药

其他补血药见表10-15。

表 10-15　其他补血药简表

药名	性味归经	功效与应用	用法与用量	备注
熟地黄	甘，微温。归肝、肾经	补血滋阴，益精填髓。用于面色萎黄、头目眩晕、心悸失眠及月经不调、崩漏、腰膝酸软、耳鸣耳聋、盗汗遗精、须发早白、小儿发育迟缓	10～30g	脾胃虚弱，中满湿盛，食少便溏者慎用
阿胶	甘，平。归心、肺、肝、肾经	补血止血，滋阴润肺。用于面色萎黄、头晕心悸、咯血干咳、吐血、崩漏	3～10g	烊化兑服
白芍	酸、苦，寒。归脾、肝经	养血敛阴，平肝止痛。用于月经不调、痛经、崩漏、头痛眩晕、挛急腹痛、自汗、盗汗	6～15g	反藜芦
何首乌	甘、苦，温。归心、肝、肾经	补血生精，通便解毒。用于头晕耳鸣、失眠心悸、腰膝酸软	6～12g	湿盛、便溏者慎用

三、补 阴 药

补阴药具有滋养阴液，生津润燥之功效，用以治疗阴虚证。应用补阴药时可辅以补阳药，于阳中求阴，使阴得阳升。

本类药大都甘寒滋腻，故脾胃虚弱，痰湿内阻，食少便溏者，不宜使用。

（一）常用补阴药

麦 冬

【药物来源】　为百合科多年生草本植物麦冬的块根。

【性味归经】　甘、微苦，微寒。归心、肺、胃经。

【功效应用】

1. **养阴润肺**　用于肺阴亏虚与燥热伤肺证之燥咳，常与桑叶、阿胶、杏仁同用。

2. **益胃生津**　用于胃阴不足及热病伤阴之舌干口渴。用于消渴，常与沙参、玉竹同用；用于肠燥便秘，常与生地黄、玄参同用。

3. **清心除烦**　用于心阴不足，虚热内扰之心烦不眠、心悸怔忡，常与生地黄、酸枣仁同用；用于温病热扰心营之身热夜甚、烦躁不安，常与生地黄、黄连同用。

【用法用量】　煎服，10～15g。

【使用注意】　外感风寒、痰湿咳嗽、脾虚便溏者忌用。

（二）其他补阴药

其他补阴药见表 10-16。

表 10-16　其他补阴药简表

药名	性味归经	功效与应用	用法与用量	备注
北沙参	甘、微苦，微寒。归肺、胃经	养阴润肺，益胃生津。用于肺热燥咳、干咳少痰、咽干喑哑、痨嗽咯血、口渴咽干、舌红少津，大便秘结	10～30g	反藜芦。风寒咳嗽及中焦虚寒便溏者忌用
枸杞子	甘、咸，寒，平。归肝、肾经	滋补肝肾，养精明目。用于肝肾阴虚，精血不足之头晕目眩、视物模糊、腰膝酸软、遗精消渴、须发早白	6～12g	脾虚便溏者慎用
石斛	甘，微寒。归肺、胃经	益胃生津，养阴清热。用于低热烦渴、消渴、胃脘嘈杂、虚热不退	6～15g	
黄精	甘，平。归肺、脾、肾经	滋肾润肺，补脾益气。用于阴虚燥咳、久咳神疲、食少口干、头晕目眩、腰膝酸软、须发早白	9～15g	
天冬	甘、苦，寒。归肺、肾经	养阴润燥，清热生津。用于阴虚燥咳、痨嗽咯血、舌干口渴、阴虚消渴、大便秘结	6～12g	

续表

药名	性味归经	功效与应用	用法与用量	备注
玉竹	甘，寒。归肺、胃经	养阴润肺，益胃生津。用于阴虚燥咳、烦热口渴、消渴、肠燥便秘	6～12g	
百合	甘，寒。归心、肺经	润肺止咳，清心安神。用于肺燥久咳、心烦惊悸、失眠多梦	6～12g	

四、补 阳 药

补阳药具有温补阳气之功效，用以治疗阳虚证。其性味多甘温，使用时可配伍滋阴药品，使阳得阴助而生化无穷。

本类药物性多偏温，易助火伤阴，故燥热内盛或阴虚火旺者不宜使用。

（一）常用补阳药

鹿 茸

【药物来源】　为鹿科动物梅花鹿或马鹿的雄鹿头上未骨化的幼角，前者习称花鹿茸，后者习称马鹿茸。

【性味归经】　甘、咸，温。归肝、肾经。

【功效应用】

1. **补肾壮阳，益精养血**　本品能峻补元阳，作用较强，兼能益精血，是壮阳生精益血之要药。用于肾阳不足，精血亏虚之阳痿早泄、宫冷不孕、腰膝酸软、遗尿尿频、肢冷神疲、头晕耳鸣、须发早白。可单用研末服，亦可与山茱萸、熟地黄同用。

2. **强筋健骨**　用于精血不足，筋骨痿软及小儿发育不良之行迟、齿迟、囟迟。常与熟地黄、五加皮同用。

3. **调冲任，固崩止带**　用于妇女冲任虚寒，带脉不固之崩漏下血、带下过多。常与阿胶、乌贼骨同用。

4. **托毒生肌**　用于气血亏虚之疮疡久溃不敛，阴疽内陷不起。可与黄芪、当归、肉桂等同用。

【用法用量】　研末冲服，1～2g，或入丸散剂。

【使用注意】　服用本品宜从小量开始，缓慢增加，不宜骤用大剂量，以免阳升风动或伤阴动血。本药为温补之品，故阴虚阳亢、里实热证、痰火内盛、外感热病者忌用。

> **链接**
>
> ### 鹿茸家族
>
> 鹿角：补肾阳、强筋骨的功效与鹿茸相似，为鹿茸的代用品。作用较弱，兼能活血散瘀消肿。
>
> 鹿角胶：由鹿角经水煎熬取汁浓缩而成，补精血之功与鹿茸相似，其余作用较弱。烊化服或炒珠用。
>
> 鹿角霜：鹿角熬胶后所剩的残渣，能补肾助阳，收敛止血，敛疮。补力虽弱，但不滋腻。

（二）其他补阳药

其他补阳药见表 10-17。

表 10-17　其他补阳药简表

药名	性味归经	功效与应用	用法与用量	备注
杜仲	甘，温。归肝、肾经	补肝肾，强筋骨，安胎。用于腰膝酸痛、下肢痿软、肾虚阳痿、小便频数、下元虚冷之胎动不安或习惯性流产	10～15g	阴虚火旺者慎用
巴戟天	甘、辛，微温。归肝、肾经	补肾助阳，祛风除湿，强筋健骨。用于阳痿不育、宫冷不孕、风寒湿痹、肝肾不足、筋骨痿软、腰膝酸痛	10～15g	阴虚火旺或湿热内盛者忌服

药名	性味归经	功效与应用	用法与用量	备注
淫羊藿	辛、甘，温。归肝、肾经	补肾壮阳，强筋骨，祛风除湿。用于阳痿不育、宫寒不孕、尿频遗尿、风寒湿痹、肢体麻木	3～10g	阴虚火旺者忌用
肉苁蓉	甘、咸，温。归肾、大肠经	补肾阳，益精血，润肠通便。用于阳痿不育、腰膝酸痛、宫冷不孕、肠燥便秘	10～20g	阴虚及实热者不用
补骨脂	辛、苦，温。归脾、肾经	补肾助阳，温脾止泻。用于腰膝冷痛、尿频、阳痿、遗精、五更泻	9～15g	阴虚及实热者不用
益智仁	辛，温。归脾、肾经	补肾固精，温脾止泻。用于尿频、遗尿、遗精、多唾、泄泻	9～15g	阴虚火旺者不用
蛤蚧	甘、咸，平。归肺、肾经	补肺益肾，纳气定喘，助阳益精。用于喘咳短气、咳嗽咯血、阳痿遗精、小便频数	5～10g	
骨碎补	苦，温。归肝、肾经	补肾强骨，续伤止痛。用于腰痛脚软、耳鸣耳聋、久泻、跌打损伤、骨折筋断、瘀肿疼痛	6～12g	阴虚内热者慎用
冬虫夏草	甘，平。归肺、肾经	补肺益肾，化痰定喘。用于咳喘短气、劳嗽咯血、遗精阳痿、病后虚损	5～10g	

第9节　化痰止咳平喘药

案例导入 10-9

胡某，女，5岁。咳嗽阵作5天。咳甚痰鸣，伴流涕、低热，口微渴。舌质红，苔薄黄，脉浮数。经口服阿莫西林胶囊、小儿速效感冒冲剂、急支糖浆等药效果不显。脉搏100次/分，肺中闻及少许痰鸣音。西医经各项检查诊断为"急性支气管炎"。中医诊断为"外感咳嗽（风热咳嗽）"。处方：荆芥、贝母、白前、薄荷、瓜蒌各8g，紫菀、百部、陈皮各10g，桔梗5g，甘草6g。3剂，水煎服。服药1剂后咳嗽减轻，3剂痊愈。

思考与讨论：1. 请分析方中贝母、瓜蒌有何功效？

2. 化痰止咳平喘药可分为哪两类？常用药各有哪些？

凡以祛痰或消痰、制止或减轻咳嗽和喘息为主要功效的药物，称化痰止咳平喘药，具有宣肺止咳的功效。根据作用特点不同可分为化痰药和止咳平喘药。

一、常用化痰止咳平喘药

（一）化痰药

半　夏

【药物来源】　为天南星科植物半夏的块茎。

【性味归经】　辛，温；有毒；归肺、脾、胃经。

【功效应用】

1. **燥湿化痰**　用于湿痰咳嗽。本品为燥湿化痰要药，常与陈皮、茯苓等药同用。

2. **降逆止呕**　本品善于降逆和胃止呕，为止呕常用药。用于各种类型的呕吐时，常配生姜同用；用于胃热呕吐时，常与黄连、竹茹等同用；用于妊娠呕吐时，常与砂仁、苏梗等同用。

3. **消痞散结**　用于气郁痰结之梅核气，常与厚朴、紫苏、茯苓等同用。

4. **消肿止痛**　用于痈疽肿毒、毒蛇咬伤。生用研末或鲜品捣敷。

【用法用量】　煎服，3～9g。内服宜炮制后用。姜半夏长于降逆止呕，法半夏长于燥湿和胃，清半夏长于化湿痰。外用适量。

【使用注意】 不宜与乌头配伍。阴亏燥咳证、出血证、妊娠期慎用。

（二）止咳平喘药

苦 杏 仁

【药物来源】 为蔷薇科植物山杏、西伯利亚杏、东北杏或杏的干燥成熟种子。

【性味归经】 苦，微温；有小毒。归肺、大肠经。

【功效应用】

1. **止咳平喘** 本品为治咳喘要药，用于各种原因引起的咳嗽气喘证。用于治疗肺热咳喘时，常与麻黄、石膏等同用；用于治疗风热咳嗽时，常与桑叶、菊花等同用；用于治疗风寒咳喘时，常与麻黄、甘草等同用。

2. **润肠通便** 用于治疗津枯肠燥便秘，常与火麻仁、柏子仁、郁李仁等同用。

【用法用量】 煎服，3～10g。宜打碎入煎，生品入煎剂宜后下。

【使用注意】 本品有小毒，用量不宜过大，婴儿慎用。

二、其他化痰止咳平喘药

其他化痰止咳平喘药见表 10-18。

表 10-18 其他化痰止咳平喘药简表

药名	性味归经	功效与应用	用法与用量	备注
瓜蒌	甘、微苦，寒。归肺、胃、大肠经	清热化痰，降逆止呕，润肠通便。用于热痰咳喘、胸痹证、津枯肠燥便秘	10～15g	不宜与乌头配伍。寒痰、湿痰慎用
川贝母	苦、甘，微寒。归肺、心经	清热化痰，润肺止咳，散结消痈。用于阴虚久咳、肺痨久嗽、热痰咳嗽、瘰疬、瘿瘤	3～6g	不宜与乌头配伍。寒痰、湿痰慎用
天南星	辛、苦，温。归肺、脾、肝经	燥湿化痰，祛风止痉。用于湿痰、寒痰、风痰眩晕、痈疽痰核肿痛	3～10g	有毒，阴虚燥痰者及孕妇忌用
紫苏子	辛，温。归肺、大肠经	降气化痰，止咳平喘，润肠通便。用于久咳痰喘、肠燥便秘	5～10g	脾虚便溏者不宜用
桑白皮	甘，寒。归肺、膀胱经	清肺平喘，利水消肿。用于肺热咳喘、水肿、小便不利、面目肌肤浮肿、高血压	5～15g	肺虚无火、风寒咳嗽者忌用
白芥子	辛，温。归肺、胃经	温肺祛痰，利气散结，通络止痛。用于寒痰咳喘、悬饮、阴疽肢麻	3～10g	皮肤过敏者慎用
桔梗	辛、苦，平。归肺经	宣肺祛痰，利咽排脓。用于咳嗽痰多、肺痈、咽喉肿痛、失音	5～10g	不宜量大
旋覆花	辛、苦、咸，微温。归肺、脾、胃、大肠经	降气消痰，行水止呕。用于呃逆、呕吐、咳喘痰多	3～10g	包煎
百部	甘、苦，微温。归肺经	润肺止咳，杀虫。用于新久咳嗽、肺痨久咳、百日咳、蛲虫、头虱	5～10g	
紫菀	辛、苦，温。归肺经	化痰止咳，润肺下气。用于风寒咳嗽、肺虚痨嗽、阴虚久咳	5～10g	
葶苈子	辛、苦，大寒。归肺、膀胱经	泻肺平喘，行水消肿。用于咳喘痰多、水肿悬饮、胸腹积水	5～10g	包煎
款冬花	辛、微苦，温。归肺经	止咳化痰，润肺下气。用于各种咳嗽、肺痈	5～10g	

第10节 消 食 药

案例导入 10-10

王某,男,15个月。自出生后大便次数一直偏多,质地稀薄,色黄或绿色,偶带泡沫或奶瓣,脘腹胀满或伴有吐奶、吐食,其症状时轻时重,时作时止。西医诊断为"慢性糖源性腹泻"。曾服用中西药治疗,效果不佳。就诊时症见面色萎黄,神疲,口唇淡白,四肢不温,肌肉消瘦,肛门微红,肌肤无热,舌质淡,苔薄白,脉细数,指纹淡白达气关。中医辨证:脾虚泄泻。治以健脾利湿、和中止泻。方用健脾消食煎,7剂。药物组成:党参6g,泽泻6g,白术3g,茯苓3g,干姜3g,山药10g,木香5g,砂仁5g(后下),陈皮8g,乌梅8g,车前子8g(另包),甘草8g,焦三仙(山楂、神曲、麦芽)各15g,黄连2g。药后溏便渐转成形,临床症状明显好转。二诊上方加扁豆10g,继服5剂,巩固疗效。随访1年,未复发。

思考与讨论: 1. 方中山楂、神曲、麦芽的功效是什么?
2. 常用消食药有哪些?

凡以消食化积为主要功效,治疗饮食积滞的药物,称为消食药,亦称消导药。

一、常用消食药

山 楂

【药物来源】 为蔷薇科植物野山楂或山里红的成熟果实。生用或炒用。

【性味归经】 酸、甘,微温。归脾、胃、肝经。

【功效应用】

1. **消食化积** 本品消食力佳,尤擅消油腻肉食积滞。用于治疗各种食积,配神曲、麦芽、莱菔子等同用。脘腹胀痛甚者,可加木香、枳壳等以行气消滞。

2. **活血散瘀** 用于产后瘀血腹痛、恶露不尽,常配伍当归、川芎、益母草等;现代用于治疗冠心病、高脂血症等。

【用法用量】 煎服,10~15g,大剂量30g。

考点: 山楂的功用

链接

冰糖葫芦的由来

南宋绍熙年间,宋光宗最宠爱的妃子病了,面黄肌瘦,不思饮食,御医用许多贵重药品都不见效,于是宋光宗张榜招医。一位江湖郎中揭榜进宫,为贵妃诊脉后说:"只要将山楂与红糖煎熬,每饭前吃五至十枚,半月后病准会好。"贵妃按此法服用后,果然不久病愈。后来,这种酸甜香脆的蘸糖山楂传入民间,成为冰糖葫芦。

二、其他消食药

其他消食药见表10-19。

表 10-19 其他消食药简表

药名	性味归经	功效与应用	用法与用量	备注
神曲	甘、辛,温。归脾、胃经	用于食积腹痛、不思饮食、肠鸣泄泻、脾虚食积	6~15g	不宜与人参同用
莱菔子	辛、甘,平。归脾、胃、肺经	消食化积,降气化痰。用于食积不化、气滞腹胀及痰多咳喘	6~10g	
麦芽	甘,平。归脾、胃、肝经	消食和中,回乳消胀。用于米面等淀粉类食积及妇女断乳,或乳汁郁积、乳房胀痛	10~15g	哺乳期妇女不宜用

第 11 节　驱 虫 药

疳积散：鸡屎藤 15g，使君子 12g，槟榔 12g，麦芽 9g，神曲 9g，山楂 9g，鸡内金 9g，人参 6g，白术 6g，茯苓 6g，炙甘草 6g。制法：研粉备用。用法：3 岁内每服 3g，3 岁以上每增 1 岁加服 1g。甲某，男，3 岁。家长代诉：患儿近半年食欲明显减退，挑食厌食，体重不增。望诊：面黄肌瘦，毛发干枯，腹大如鼓，舌淡，脉弱。诊为：疳积。给予本方治疗，5 天后食欲增加，服药半个月后体重增加 1kg，告愈。

思考与讨论：1. 方中槟榔、使君子的功效是什么？

2. 常用驱虫药有哪些？

凡以驱除或杀灭寄生虫为主要功效，治疗寄生虫病的药物，称为驱虫药。

本类药物多味苦，归脾、胃、大肠经。

一、常用驱虫药

槟 榔

【药物来源】　为棕榈科植物槟榔的干燥成熟种子。剥去果皮，生用。

【性味归经】　辛、苦，温。归胃、大肠经。

【功效应用】

1. **驱虫**　本品对绦虫、钩虫、蛲虫、蛔虫、姜片虫等多种寄生虫均有驱杀作用。尤长于驱杀绦虫，常与南瓜子同用。

2. **消积行气**　用于食积气滞，腹胀便秘及泻痢后重。治饮食积滞兼泻痢不爽，常与木香、青皮、大黄等同用。

3. **利水消肿**　用于水肿、脚气肿痛。

【用法用量】　煎服，6～15g；单用驱绦虫、姜片虫时，可用 60～120g。

【使用注意】　脾虚便溏者不宜服用。

中国式口香糖

食槟榔是我国很多民族的一种习俗，味道先苦涩后清甜，越嚼越有味，故有"中国式口香糖"之美誉。海南黎族、云南傣族等食槟榔的方法是：将未成熟的果实切瓣，拌上蛎蚌灰，包在一种叫扶留藤的叶子里嚼着吃，吃后会脸红，醉醺醺的。近来科研证实，咀嚼槟榔可引起口腔癌前病变，另外，槟榔吃多了还会成瘾。故爱吃槟榔者，应当引以为戒。

二、其他驱虫药

其他驱虫药见表 10-20。

表 10-20　其他驱虫药简表

药名	性味归经	功效与应用	用法与用量	备注
使君子	甘，温。归脾、胃经	驱虫消积。用于蛔虫病、钩虫病、蛲虫病、小儿疳积	6～10g	
苦楝皮	苦，寒；有毒。归脾、胃、肝经	驱虫疗癣。用于蛔虫病、钩虫病、蛲虫病、头癣、疥疮	6～15g	用量不宜过大
雷丸	苦，寒；小毒。归胃、大肠经	驱虫。用于绦虫、钩虫、蛔虫及脑囊虫病	6～15g	用冷开水调服

第12节 安 神 药

案例导入 10-12

高某，女，67岁。2012年11月15日初诊。寐差20年余。心烦不寐，入睡困难，心悸多梦，不欲饮食，伴心慌胆怯，腰膝酸软，潮热盗汗，五心烦热，口苦口干，舌红少苔，脉细数。诊断为"失眠证（心肾不交证）"。治以滋阴降火，交通心肾。方用黄连阿胶汤加减：阿胶珠10g，生地黄30g，黄连5g，白芍20g，石菖蒲10g，党参10g，炒酸枣仁12g，麦冬10g，百合12g，煅青礞石20g，龙骨30g，牡蛎30g，五味子10g，丹参10g，制半夏10g。服7剂，能睡3～5小时，后按原方加减，服28剂病愈。

思考与讨论：1. 方中酸枣仁、龙骨的功效是什么？

2. 安神药可分为哪两类？常用药各有哪些？

凡以安定神志为主要功效，治疗神志不宁病证的药物，称为安神药。

一、重镇安神药

重镇安神药多为矿石、化石类药物，质重沉降，能镇能降，有重镇安神、平惊定志等作用，用于心火亢盛、痰热扰心等引起的烦躁、失眠及惊风、癫狂、痫证等。

朱 砂

【药物来源】 为六方晶系辰砂的矿石。

【性味归经】 甘，寒；有毒。归心经。

【功效应用】

1. 镇心安神 本品质重性寒，色赤入心，既可镇心惊，又能清心火，用于心火亢盛之烦躁不安、惊悸失眠及惊风、癫狂、痫证等。多与黄连、甘草等配伍，以增强清心安神之力。

2. 清热解毒 用于疮疡肿毒、咽喉肿痛、口舌生疮等，配冰片、硼砂等同用。

【用法用量】 入丸散或研末冲服，每次0.3～1g。外用适量。

【使用注意】 不可过量或持续服用，以防汞中毒。忌火煅，否则析出水银，有剧毒。肝肾功能不良者慎用。

二、养心安神药

养心安神药多为种仁类药物，质润滋补，能滋养心肝阴血，多具养心安神作用。

酸 枣 仁

【药物来源】 为鼠李科植物酸枣的成熟种子。

【性味归经】 甘，平。归心、肝经。

【功效应用】

1. 养心安神 本品为滋养性安神药，主要用于心肝血虚引起的失眠，兼有惊悸怔忡、虚汗者尤宜。常与当归、白芍、何首乌、龙眼肉等同用。

2. 敛汗 本品收敛止汗，用于体虚自汗、盗汗。常与人参、五味子、浮小麦同用。

【用法用量】 煎服，10～18g。研末吞服，每次1.5～3g。

【使用注意】 孕妇慎用。

【处方用名】 酸枣仁、生枣仁、炒枣仁。

三、其他安神药

其他安神药见表 10-21。

表 10-21 其他安神药简表

药名	性味归经	功效与应用	用法与用量	备注
磁石	辛、咸，寒。归肝、心、肾经	潜阳安神，聪耳明目，纳气平喘。用于阴虚阳亢之烦躁失眠、肝肾阴虚之耳聋目眩及肾虚气喘	15～30g	脾胃虚弱者慎用
柏子仁	甘，平。归心、肾、大肠经	养心安神，润肠通便。用于虚烦失眠、惊悸怔忡及肠燥便秘	10～18g	便溏者慎用
远志	苦、辛，微温。归心、肺、肾经	宁心安神，祛痰开窍，消散痈肿。用于惊悸失眠，痰迷心窍之癫狂、惊痫及痈肿等	3～10g	溃疡病及胃炎者慎用

第 13 节　开　窍　药

案例导入 10-13

严某，男，56 岁。初诊日期：2013 年 11 月 6 日。先患头晕，继即突然昏仆，不省人事，牙关紧闭，面白唇暗，口角流涎，左半身瘫痪，四肢不温，口眼㖞斜，送县医院救治。现牙关松动，仍呈半昏迷状态，两侧瞳孔大小不等，对光反射减弱，诊断为"脑出血"，诊其脉浮细而弦，舌淡苔薄，乃阳虚阴盛，闭塞清窍之候。以细辛 3g 煎汤化开苏合香丸 3g 灌服[药物组成：苏合香、安息香、冰片、水牛角浓缩粉、人工麝香、檀香、沉香、丁香、香附、木香、乳香（制）、荜茇、白术、诃子肉、朱砂]。3 小时内灌两次，下午 3 时左右，逐渐清醒，并有饥饿感。

思考与讨论： 1. 方中苏合香、冰片的功效是什么？

2. 开窍药可分为哪两类？常用药各有哪些？

凡以开窍醒神为主要功效，治疗闭证神昏的药物，称为开窍药。

一、常用开窍药

麝　香

【药物来源】　为鹿科动物林麝、马麝或原麝成熟雄体香囊中的干燥分泌物。

【性味归经】　辛，温。归心、脾经。

【功效应用】

1. **开窍醒神**　本品辛香走窜，为醒神回苏要药，用于窍闭神昏证。配伍清热药，治疗热陷心包、小儿惊厥等热闭证，如安宫牛黄丸；配伍祛寒药，治疗寒闭证，如苏合香丸。

2. **活血止痛**　本品活血散结、消肿止痛作用佳，内服外用均有良效。

3. **催产**　用于胎死腹中或胞衣不下等。本品有催产下胎作用，可与肉桂等同用。

【用法用量】　入丸散，每次 0.03～0.1g。不入煎剂。外用适量。

【使用注意】　孕妇忌用。

链　接

诸 香 之 冠

麝香为四大动物香料之一，居灵猫香、海狸香和龙涎香之首，以其芳香之性而名闻天下，后人誉之为"诸香之冠"。可是，刚从香囊中取出的麝香颗粒，不但毫无香气，反而有一股难闻的恶臭，无怪乎日本人称为"四味臭"。这是怎么回事？原来是它的香气太浓烈的缘故。如果将其高倍稀释，就会放出馥郁的芳香来了。据化学分析，其香气的主要成分为巨环麝香酮，是一种极为名贵的香料，也是麝香具有芳香开窍、活血通络的主要成分。

二、其他开窍药

其他开窍药见表 10-22。

表 10-22　其他开窍药简表

药名	性味归经	功效与应用	用法与用量	备注
冰片	辛、苦，微寒。归心、脾、肺经	开窍醒神，清热止痛。用于闭证神昏、疮疡、目赤肿痛、咽痛、口疮及胸腹疼痛	0.03～0.1g	孕妇慎用
苏合香	辛，温。归心、脾经	开窍，辟秽，止痛。用于寒闭神昏及胸腹冷痛	0.3～1g	
石菖蒲	辛，温。归心、胃经	开窍宁神，化湿和胃。用于湿浊蒙蔽之神昏及湿阻中焦之脘腹胀闷	3～10g	

第 14 节　平肝息风药

案例导入 10-14

严某，男，65 岁，退休干部，2014 年 5 月 11 日就诊。自述 "高血压" 病史 6 年，常眩晕耳鸣。症见头目胀痛，面红耳赤，急躁易怒，失眠多梦，头重脚轻，腰膝酸软，舌红少津，脉弦细数。血压 160/100mmHg。西医诊断为 "高血压"。中医诊断为 "肝阳上亢型头痛"，治以平肝潜阳，滋补肝肾，方以天麻钩藤饮加减（组成：天麻、钩藤、石决明、山栀、黄芩、川牛膝、杜仲、益母草、桑寄生、夜交藤、茯神等）。

思考与讨论：1. 天麻、钩藤、石决明在方中的功效是什么？主要适宜哪种类型的高血压？

2. 常用平肝息风药有哪些？

凡以平肝潜阳，息风止痉，治疗肝阳上亢、肝风内动之证为主要功用的药物称平肝息风药。

本类药皆入肝经。以平肝潜阳、息风止痉为主要作用，部分药物还具有清泄肝火、明目退翳、通络止痛之效。临床按其功效的侧重点不同而分为平肝潜阳药和息风止痉药。平肝潜阳药主要用于肝阳上亢之眩晕耳鸣、头目胀痛、面红目赤、急躁易怒、头重足轻、舌红、脉弦有力等症的治疗，亦可用于肝火上攻之头晕胀痛、面红目赤、口苦口干、急躁易怒、胁肋灼痛、便秘尿黄、耳鸣如潮、脉弦数及虚阳上扰之烦躁不眠等症。息风止痉药适用于热极生风之高热惊厥、神昏谵语、四肢抽搐、目睛上视、颈项强直、角弓反张；亦可用于阴虚动风之手足震颤或肢体抽搐、眩晕耳鸣、口燥咽干、五心烦热、潮热颧红、舌红少津、脉弦细数；以及血虚生风之眩晕、肢体麻木、手足拘急、皮肤瘙痒、爪甲不荣、面白无华、舌质淡白、脉细或弱等症。

平肝息风药性能各有不同，使用时应注意区别。如药性寒凉之品，适用于肝经热盛者，脾虚慢惊则不宜用；少数药物性偏温燥，血虚阴伤者慎用。某些虫类药具有较大毒性，应严格掌握剂量和炮制方法、服用方法。

现代药理研究表明，平肝息风药具有降压，镇静，催眠，抗惊厥，抗癫痫，镇痛、解热等作用。广泛用于高血压脑病，梅尼埃病、脑动脉硬化所引起的眩晕，流行性脑脊髓膜炎、乙型脑炎所引起的高热、神昏、惊厥、虚风内动、抽搐，原发性或继发性癫痫、破伤风，肝豆状核变性、帕金森病引起的抽搐，小舞蹈病，脑血管意外，面神经麻痹引起的口眼㖞斜等病的治疗。

一、常用平肝息风药

（一）平肝潜阳药

本类药以平肝潜阳为主要功效，适用于肝阳上亢之头晕耳鸣、头目胀痛、面红目赤。由于本类药多用于肝肾阴虚之病证，故常须与滋养肝肾之阴的药物配伍。本类药与有关药物配伍，可用于治疗肝风内动，肝火亢盛之烦躁易怒者，或风痰阻络之病证。

牡 蛎

【药物来源】 为牡蛎科动物长牡蛎、大连湾牡蛎、近江牡蛎的贝壳。生用或煅用。

【性味归经】 咸，微寒。归肝、胆、肾经。

【功效应用】

1. **重镇安神** 用于惊悸失眠。本品质重能镇，治疗惊悸怔忡，心神不安，失眠多梦等症，常配龙骨，亦可与朱砂、琥珀、酸枣仁等同用。

2. **潜阳补阴** 用于肝阳上亢证。本品咸寒质重，平肝潜阳并能益阴，治肝肾阴虚肝阳上亢，常配龟甲、龙骨；治热病日久，虚风内动，常配鳖甲、龟甲等。

3. **软坚散结** 用于痰核、瘰疬、瘿瘤等。本品又有一定软坚散结作用，以治痰火郁结所致瘰疬、瘿瘤、痰核等，常与浙贝母、玄参等同用。

此外，煅牡蛎有制酸止痛作用，可用治胃痛，呕吐酸水，单用本品研末吞服，或与乌贼骨、浙贝母等同用。

【用法用量】 煎服，9～30g，先煎，煅牡蛎应包煎。潜阳、安神、软坚多生用，收敛固涩煅用。

【处方用名】 牡蛎、生牡蛎、煅牡蛎。

（二）息风止痉药

本类药以平息肝风，制止痉挛为主要功效，主治肝风内动证。适用于肝阳上亢、高热、痰浊、血虚、阴虚等所致抽搐、颤动。与有关药物配伍，可用于肝阳眩晕，肝火目赤肿痛，或风痰阻络之病证。

痉挛抽搐多伴有高热，神昏，痰多等，故常配伍清热、开窍、化痰药。

天 麻

【药物来源】 为兰科植物天麻的块茎。冬季茎枯时挖出者为"冬麻"，质量较好；春季植株出芽时挖出者为"春麻"，质量较次。洗净，蒸透，敞开低温干燥。用时润透，切片。生用、炒用或煨用。

【性味归经】 甘，平。归肝经。

【功效应用】

1. **平抑肝阳** 用于眩晕头痛。本品专入肝经，善治一切风证，为治眩晕要药。用于治疗肝阳上亢之头痛眩晕时，可配钩藤、牛膝、黄芩；治疗风痰上扰之眩晕，则配半夏、白术、茯苓。

2. **息风止痉** 用于痉挛抽搐。本品甘平质润，作用平和。治惊痫抽搐，不论寒热虚实，皆可配伍应用；治温热病，热盛动风或小儿急惊风之高热，惊厥抽搐者，常与天麻、羚羊角、钩藤等同用；治小儿脾虚之慢惊风，肢体拘挛，多与人参、白术、僵蚕等同用；若治破伤风痉挛抽搐，角弓反张，可与天南星、防风等祛风、止痉之品同用。

3. **祛风通络** 用于手足不遂，风湿痹证。本品有通络、止痛之效。治中风瘫痪，肢体麻木，宜与杜仲、牛膝等同用；治风湿痹痛，关节屈伸不利者，常与羌活、秦艽、牛膝等配伍。

【用法用量】 水煎服，3～10g，不宜久煎；研末冲服，每次1～1.5g。

【处方用名】 天麻、定风草、酒天麻、明天麻。

链接

奇特的天麻

天麻是一种奇特的植物，它无根又无叶，全身没有叶绿素，不会进行光合作用；因为无根，它无法吸收水分和无机盐，靠食菌来维持生命。天麻细胞里有一种特殊的溶菌素——酶，能把钻进根茎里面来的菌丝当作食物消化、吸收，靠它来喂养自己，使自己成长起来。

考点： 天麻的功用

二、其他平肝息风药

其他平肝息风药见表10-23。

表 10-23 其他平肝息风药简表

药名	性味归经	功效与应用	用法与用量	备注
石决明	咸，寒。归肝经	平肝潜阳，清肝明目。用于头痛眩晕、目赤翳障、视物昏花、青盲雀目	6～20g	先煎，点眼宜煅用水飞
珍珠母	咸、甘，寒。归肝、心经	平肝潜阳，安神定惊，明目退翳。用于头痛眩晕、惊悸失眠、目赤、视物昏花	10～25g	先煎
赭石	苦，寒。归肝、胃、肺、心经	平肝潜阳，重镇降逆，凉血止血。用于眩晕耳鸣、呕吐、嗳气、呃逆、喘息、吐血、衄血、崩漏下血	9～30g	先煎；孕妇慎用
蒺藜	苦、辛，微温；有小毒。归肝经	平肝解郁，活血祛风，明目，止痒。用于头痛眩晕、胸胁胀痛、乳闭乳痈、目赤翳障、风疹瘙痒	6～10g	孕妇忌服
钩藤	甘，凉。归肝、心包经	息风定惊，清热平肝。用于肝风内动、惊痫抽搐、高热惊厥、感冒夹惊、小儿惊啼、妊娠子痫、头痛眩晕	3～12g	后下；煎煮时间一般不超过20分钟
羚羊角	咸，寒。归肝、心经	平肝息风，清肝明目，散血解毒。用于惊痫抽搐、妊娠子痫、惊厥、癫痫发狂、头痛眩晕、目赤翳障、发斑、痈肿疮毒	1～3g；磨汁研粉，每次0.3～0.6g	另煎2小时以上；脾虚慢惊风者忌用
全蝎	辛，平；有毒。归肝经	息风镇痉，通络止痛，攻毒散结。用于痉挛抽搐、中风面瘫、头痛、痹痛、疮毒、瘰疬	3～6g；研末吞服，每次0.6～1g	孕妇禁用
蜈蚣	辛，温；有毒。归肝经	息风镇痉，通络止痛，攻毒散结。用于痉挛抽搐、小儿惊风、半身不遂、痹痛、头痛、瘰疬、疮毒	3～5g；研末吞服，每次0.6～1g	孕妇禁用
地龙	咸，寒。归肝、脾、膀胱经	清热定惊，通络，平喘，利尿。用于高热神昏、惊痫抽搐、关节痹痛、肢体麻木、半身不遂、肺热喘咳、水肿尿少	5～10g；研末吞服，每次1～2g	无实热，脾胃虚弱者忌用
僵蚕	咸、辛，平。归肝、肺、胃经	息风止痉，祛风止痛，化痰散结。用于肝风夹痰、惊痫抽搐、小儿急惊、破伤风、风热头痛、目赤咽痛、风疹、发颐痄腮	5～10g；研末吞服，每次1～1.5g	散风热宜生用，其余多制用

第15节 固 涩 药

案例导入 10-15

李某，男，75岁。小便自遗反复发作5年。伴神疲乏力，大便难而不坚，舌质淡红，舌苔薄黄，脉细弱。此为气虚不能固摄小便，治宜补益中气，固肾摄尿。拟补中益气汤化裁：黄芪40g，白术15g，人参6g（蒸兑），升麻6g，柴胡6g，山萸肉10g，益智仁10g，补骨脂10g，桑螵蛸10g，金樱子10g，覆盆子10g。每日1剂。煎2次，上下午各1次，服1月愈。

思考与讨论： 1. 方中有固涩中药吗？方中山萸肉、桑螵蛸、金樱子、覆盆子起何作用？

2. 固涩类代表药有哪些？

凡以收敛固涩为主要作用的药物，称为固涩药。

本类药物性温或平，味多酸涩，入肺、脾、肾、大肠经。具有固表止汗、敛肺止咳、涩肠止泻、涩精止遗、固崩止带、收湿生肌敛疮的功效。主要用于卫阳不固，腠理不密，津液外泄的自汗，热迫津液外泄的盗汗；肺虚喘咳久治不愈，肺肾两虚，摄纳无权的肺肾虚喘证；脾虚肠不能固摄之久泻、久痢、脱肛；脾肾虚寒所致的泄泻；肾虚不固之遗精、滑精；膀胱失约所致的遗尿、尿频；肾虚冲任不固所致的崩漏、带下；湿疮瘙痒、疮溃不敛等病证。

固涩药为治标之法，患者其本多为正气虚弱，当与扶正补虚药同用，补涩共施，标本兼顾，才能获效。固涩药性涩，有敛邪之弊，因表邪未解，内有湿热，或郁热未清，均非固涩药所宜，误用有"关门留寇"之弊。

现代药理研究表明，固涩药具有止血、止泻、敛汗、抑菌、杀菌、杀虫等作用。可治疗多汗症、气管炎、肺结核、肺癌等久咳，慢性肠炎、慢性痢疾等导致的久泻久痢，神经衰弱造成的遗精滑泄及遗尿、尿失禁，附件炎、阴道炎等造成的白带增多及功能性子宫出血等症。

一、常用固涩药

山 茱 萸

【药物来源】　为山茱萸科植物山茱萸的干燥成熟果肉。秋末冬初果皮变红时采收果实，去核，干燥，生用或蒸制后用。

【性味归经】　酸、涩，微温。归肝、肾经。

【功效应用】

1. **补益肝肾**　用于肝肾亏虚，为平补肝肾要药。治肝肾阴虚之腰酸耳鸣、头晕目眩、潮热盗汗，常与熟地、山药等同用；治肾阳不足之腰酸腿软、阳痿早泄、小便不利或反多，常与附子、肉桂等同用。

2. **收涩固脱**　用于肾虚不固之遗精、遗尿。本品既能益精，又能固精缩尿，标本兼顾，常与熟地黄、山药、金樱子、桑螵蛸等同用。用于大汗不止，体虚欲脱，常与人参、附子、龙骨等同用；用于肝肾亏损、冲任不固所致的崩漏及月经过多，常与黄芪、白术、龙骨、五味子等同用。

【用法用量】　水煎服，5～10g，大量可用到30g。

【使用注意】　素有湿热而致小便淋涩者，不宜应用。

【处方用名】　山茱萸、山萸肉、酒萸肉、萸肉、酒山茱萸。

链接

山茱萸的故事

战国时期，一村民进贡一味叫山萸的药给赵王治腰痛，赵王听其表述不清，不悦道："寡人不需用什么山萸。"村民只好出宫回家。一位朱姓御医见状，将村民的山萸全部买下并种植在庭院中，2年后结出许多果实，朱御医将其采制备用。一天，赵王旧病腰痛复发，疼痛难忍。朱御医见状，忙用山萸煎药，给赵王服下，赵王服后腰痛渐轻，连服3天，康复如初。赵王问朱御医："寡人所服何药？如此神效。"朱御医回答："此药就是当年村民进贡的山萸。"赵王听后大喜，下令大批种植山萸。有一次赵王的王妃出现崩漏，阴道流血不止。赵王命朱御医治疗。御医又以山萸为主，配制药方，治愈了王妃。赵王更为欣喜。为表彰朱御医的功绩，赵王将山萸更名为"山茱萸"。

考点：山茱萸的功用

二、其他固涩药

其他固涩药见表10-24。

表 10-24　其他固涩药简表

药名	性味归经	功效与应用	用法与用量	备注
麻黄根	甘、涩，平。归心、肺经	固表止汗。用于自汗盗汗	3～9g	表邪者忌用
浮小麦	甘，凉。归心经	益气，除热，止汗。用于自汗盗汗、骨蒸劳热	15～30g	入汤或炒焦研末服
五味子	酸、甘，温。归肺、心、肾经	收敛固涩，益气生津，补肾宁心。用于久咳虚喘、梦遗滑精、遗尿尿频、久泻不止、自汗盗汗、津伤口渴、消渴、心悸失眠	2～6g	表邪未解，内有实热者不宜用
乌梅	酸、涩，平。归肝、脾、肺、大肠经	敛肺，涩肠，生津，安蛔。用于肺虚久咳、久泻久痢、虚热消渴、蛔厥呕吐腹痛	6～12g	表邪未解或实热积滞者不宜服用

续表

药名	性味归经	功效与应用	用法与用量	备注
诃子	苦、酸、涩、平。归肺、大肠经	涩肠止泻，敛肺止咳，降火利咽。用于久泻久痢、便血脱肛、肺虚喘咳、久嗽不止、咽痛音哑	3～10g	敛肺生用，止泻煨用
罂粟壳	酸、涩、平；有毒。归肺、大肠、肾经	敛肺，涩肠，止痛。用于久咳、久泻、脱肛、脘腹疼痛	3～6g	易成瘾，孕妇、儿童禁用；运动员慎用
五倍子	酸、涩、寒。归肺、大肠、肾经	敛肺降火，涩肠止泻，敛汗，止血，收湿敛疮。用于久咳、久泻久痢、自汗盗汗、便血痔血、痈肿疮毒	3～6g	湿热泻痢忌用
肉豆蔻	辛，温。归脾、胃、大肠经	涩肠止泻，温中行气。用于脾胃虚寒、久泻不止、脘腹胀痛、食少呕吐	3～10g	湿热泻痢忌用
金樱子	酸、甘、涩、平。归肾、膀胱、大肠经	固精缩尿，固崩止带，涩肠止泻。用于遗精滑精、遗尿尿频、崩漏带下、久泻久痢	6～12g	实火、实邪者不用
桑螵蛸	甘、咸、平。归肝、肾经	固精缩尿，补肾助阳。用于遗精滑精、遗尿尿频、小便白浊	5～10g	阴虚火旺、膀胱湿热者忌服
莲子	甘、涩，平。归脾、肾、心经	补脾止泻，止带，益肾涩精，养心安神。用于脾虚久泻、带下、遗精、心悸失眠	6～15g	大便燥结者不宜用
芡实	甘、涩，平。归脾、肾经	益肾固精，补脾止泻，除湿止带。用于遗精滑精、遗尿尿频、脾虚久泻、白浊、带下	9～15g	
赤石脂	甘、酸、涩、温。归大肠、胃经	涩肠，止血，生肌敛疮。用于久泻久痢、大便出血、崩漏带下；外治疮疡久溃不敛、湿疮脓水浸淫	9～12g	湿热痢忌用。孕妇慎用。不宜与肉桂同用

第16节 外 用 药

案例导入 10-16

　　黄某，男，15岁。全身皮肤瘙痒1个月。患者手指间及身上其他部位皮肤可见小红疹、搔痕，入夜或温暖时痒甚而不能自主。舌质淡红，舌苔薄白，脉和缓有力。多方求治不愈。细查其疹形，并追问病史，患者住集体宿舍，同宿舍也有类似病证。诊为"疥疮"。医嘱同宿舍者同治，配硫黄粉剂和硫黄软膏连续用5日，洗澡除衣被，衣被用沸开水消毒，太阳暴晒。愈而未发。

思考与讨论：1. 试分析本例患者运用了什么治法？要内服药物吗？方中硫黄起何作用？
　　　　　　　2. 外用类代表药有哪些？

　　凡以外用为主要使用形式的药物称为外用药。

　　本类药物具有解毒消肿、杀虫止痒、化腐排脓、敛疮生肌等功效。适用于痈疽疮疖、疥癣、蛇虫咬伤及五官疾患等。用药形式和方法多种多样，如膏贴、涂搽、熏洗、吹喉、滴鼻、点眼等。其中有些药物也可视症情需要用以内服。

　　外用剂量不能太大，也不宜长期使用，亦不可大面积使用，以防皮肤吸收而中毒。

　　现代药理研究表明，外用药具有杀虫、抗菌、抗病毒、局部刺激、收敛止血、促进骨折愈合、保护及润滑皮肤、局部麻醉等作用。

一、常用外用药

硫 黄

　　【药物来源】　为自然硫，或含硫的矿物经加工制成。供内服的硫黄须与豆腐同煮至豆腐呈黑绿色为度，取出漂净，阴干。用时研末。

　　【性味归经】　酸，温；有毒。归肾、大肠经。

【功效应用】

1. **解毒杀虫疗疮** 用于湿疹、疥癣、秃疮。解毒杀虫良药，治疗疥疮要药，能治多种皮肤病，单用研末，或以麻油（或凡士林）调涂患处。硫黄粉可单用外敷，或与明矾、蛇床子等同用。

2. **补火助阳通便** 用于肾虚喘息、阳痿足冷及虚冷便秘。治肾阳虚阳痿、尿频，可与鹿茸、补骨脂等补阳之品同用。

【用法用量】 外用适量，研末撒或油调涂敷患处，或烧烟熏。内服入丸散，1.5～3.0g。

【处方用名】 硫黄。

【使用注意】 阴虚火旺及孕妇忌用。畏朴硝。

链接

硫黄温泉

硫黄是火山爆发将大量二氧化硫气体喷到空中，经紫外光分解，随降雨沉到海底，经高温水流将这些硫变成硫化物。

当今盛行的硫黄温泉，含硫化氢。走近温泉，可闻到臭蛋味。硫黄温泉可改善皮肤血液循环和组织营养；软化皮肤、溶解角质、灭菌、杀虫；兴奋自主神经；促进关节浸润物吸收；使体内废物由皮肤和肾脏排出。浸泡过后肌肤爽滑，如涂奶液；尤其是头发会变得非常顺滑。但对体弱者或老人并不适合。

二、其他外用药

其他常用外用药见表10-25。

表 10-25 其他外用药简表

药名	性味归经	功效与应用	用法与用量	备注
雄黄	辛，温；有毒。归肝、大肠经	解毒杀虫、燥湿祛痰、截疟。用于痈肿疔疮、虫毒蛇伤、虫积腹痛、疟疾	内服0.05～0.1g，入丸散。外用适量，熏涂患处	切忌火煅，内服宜慎，不可久用，孕妇禁用
炉甘石	甘，平。归肝、脾经	解毒明目退翳，收湿止痒敛疮。用于目赤翳障、烂弦赤眼、溃疡不敛、湿疮瘙痒	外用适量，水飞点眼，研末撒或调敷	宜炮制后使用，不可内服
砒石	辛，大热。有大毒。归肺、肝经	外用蚀疮祛腐，内服劫痰平喘。用于溃疡腐肉不脱、癣疮、瘰疬、牙疳、痔疮、寒哮、疟疾	外用适量。内服入剂，0.002～0.004g	孕妇忌服，不作酒剂，外用过量易中毒
大蒜	辛，温。归脾、胃、肺经	解毒消肿，杀虫，止泻止咳。用于痈肿疔毒、疥癣、各种肠道寄生虫、泄泻痢疾、肺痨、百日咳等	内服5～10g。外用适量	外用不可久敷，灌肠法孕妇禁用，阴虚火旺者不宜服
白矾	酸、涩，寒。归肺、脾、肝、大肠经	外用解毒杀虫，燥湿止痒。用于湿疹、疥癣、脱肛、痔疮。内服止血止泻，祛除风痰。用于久泻不止、便血、崩漏、癫痫发狂	内服0.6～1.5g，入丸散。外用适量，研末敷或化水洗	体虚胃弱及无湿热痰火者不宜服
铅丹	辛，微寒；有毒。归心、肝经	外用拔毒生肌敛疮、杀虫止痒；内服截疟，用于疮疡溃烂、黄水湿疮、疟疾	内服0.3～0.6g，入丸散。外用适量	可蓄积中毒
硼砂	甘、咸，凉。归肺、胃经	外用清热解毒，内服清肺化痰。用于口舌生疮、咽喉肿痛、目赤翳障、痰火咳嗽	内服1.5～3g。外用适量	内服宜慎，多外用
斑蝥	辛，热；有大毒。归肝、胃、肾经	破血逐瘀，散结消癥，攻毒蚀疮。用于癥瘕、经闭、顽癣、瘰疬、恶疮死肌	内服0.03～0.06g，炮制后入丸散。外用适量，研末或浸酒醋或油膏中外涂	内服慎用。外用量不宜过大。孕妇禁用
蟾酥	辛，温；有毒。归心经	解毒，止痛，开窍醒神。用于痈疽疔疮、咽喉肿痛、中暑神昏、痧胀腹痛、吐泻	内服0.015～0.03g，入丸散。外用适量	内服切勿过量。外用不可入目。孕妇慎用
马钱子	苦，温；有大毒。归肝、脾经	通络止痛，散结消肿。用于跌打损伤、风湿顽痹、拘挛麻木、痈疽肿痛、咽喉肿痛	0.3～0.6g，炮制后入丸散用	不宜多用、久服及生用；运动员慎用；外用不宜大面积涂敷

续表

药名	性味归经	功效与应用	用法与用量	备注
蛇床子	辛、苦，温；有小毒。归肾经	温肾壮阳，燥湿祛风，杀虫止痒。用于肾虚阳痿、宫冷不孕、阴痒带下、湿痹腰痛、湿疹瘙痒、湿疮疥癣	内服 3～10g。外用适量，多煎汤熏洗或研末调敷	下焦湿热者不宜内服

自 测 题

单项选择题

【A型题】

1. 用于外感风寒，恶寒无汗，脉浮紧感冒重证，常与桂枝相须为用的药物是（　　）
   A. 羌活　　　　B. 细辛　　　　C. 防风
   D. 麻黄　　　　E. 白芷

2. 善于治疗少阳证的药物是（　　）
   A. 薄荷　　　　B. 升麻　　　　C. 柴胡
   D. 葛根　　　　E. 菊花

3. 治疗上半身风湿痹痛的首选药是（　　）
   A. 紫苏　　　　B. 防风　　　　C. 羌活
   D. 独活　　　　E. 香薷

4. 发散风寒药中，药性平和，外感表证无论风寒、风热、寒热不明均可使用的是（　　）
   A. 麻黄　　　　B. 桂枝　　　　C. 荆芥
   D. 羌活　　　　E. 生姜

5. 金银花、连翘共同的功效是（　　）
   A. 清热解毒　　B. 消痈散结　　C. 清热凉血
   D. 清热燥湿　　E. 凉血消痈

6. 治肝胆实热所致的胁痛口苦，阴肿阴痒诸证应首选（　　）
   A. 黄柏　　　　B. 龙胆　　　　C. 夏枯草
   D. 苦参　　　　E. 白鲜皮

7. 治气分实热证，最佳配伍是（　　）
   A. 石膏、生地　　　B. 石膏、知母
   C. 知母、黄柏　　　D. 石膏、麻黄
   E. 都不是

8. 大黄不具有的功效是（　　）
   A. 活血化瘀　　　　B. 利尿回乳
   C. 泻下攻积　　　　D. 清热泻火
   E. 凉血解毒

9. 善治下半身风寒湿痹的药物是（　　）
   A. 白芷　　　　B. 独活　　　　C. 牛膝
   D. 姜黄　　　　E. 羌活

10. 长于补肝肾、安胎的药物是（　　）
    A. 白术　　　　B. 桑寄生　　　C. 砂仁
    D. 黄芩　　　　E. 枸杞子

11. 茯苓的主治证是（　　）
    A. 湿热黄疸　　B. 肺痈　　　　C. 肠痈
    D. 水肿心悸　　E. 肺热咳嗽

12. 用治水肿、淋证、肝热目赤宜用（　　）

13. 下列能清热利湿、退黄疸的药组是（　　）
    A. 芦根、葛根　　B. 苍术、白术　　C. 陈皮、栀子
    D. 茵陈、陈皮　　E. 茵陈、金钱草

14. 下列除哪项外均可用治风湿痹痛（　　）
    A. 羌活　　　　B. 独活　　　　C. 藿香
    D. 苍术　　　　E. 五加皮

15. 被称为回阳救逆第一要药的是（　　）
    A. 干姜　　　　B. 吴茱萸　　　C. 丁香
    D. 附子　　　　E. 人参

16. 附子入汤剂需先煎 30～60 分钟，其目的是（　　）
    A. 增强疗效　　B. 降低毒性　　C. 改变药性
    D. 便于制剂　　E. 改善口感

17. 治疗寒湿阻中之气滞最宜用（　　）
    A. 香附　　　　B. 沉香　　　　C. 陈皮
    D. 枳实　　　　E. 莱菔子

18. 陈皮主要用于治疗的病证是（　　）
    A. 肝气郁滞证　　B. 脾胃气滞证　　C. 食积气滞证
    D. 寒凝气滞证　　E. 血瘀气滞证

19. 善于活血祛瘀而调经，为妇科经产要药的是（　　）
    A. 姜黄　　　　B. 益母草　　　C. 郁金
    D. 延胡索　　　E. 乳香

20. 既能活血祛瘀，又能引血下行的药物是（　　）
    A. 延胡索　　　B. 牛膝　　　　C. 郁金
    D. 姜黄　　　　E. 没药

21. 善治尿血的药物是（　　）
    A. 小蓟　　　　B. 地榆　　　　C. 槐花
    D. 艾叶　　　　E. 白及

22. 大补元气的药物首推（　　）
    A. 黄芪　　　　B. 人参　　　　C. 党参
    D. 白术　　　　E. 山药

23. 擅长治脾虚中气下陷证的药物是（　　）
    A. 山药　　　　B. 黄芪　　　　C. 白芍
    D. 当归　　　　E. 延胡索

24. 具有补益肺、脾、肾三脏功效的药物是（　　）
    A. 补骨脂　　　B. 益智仁　　　C. 天冬
    D. 山药　　　　E. 西洋参

25. 甘草的功效是（　　）
    A. 健脾祛湿　　B. 补益心脾　　C. 补脾养肾

A. 车前子　　　　B. 泽泻　　　　C. 金钱草
D. 薏苡仁　　　　E. 萆薢

D. 养心补肝　　　E. 解毒、缓急

26. 用治脾肾阳虚五更泻的最佳药物是（　　）
A. 党参　　　B. 补骨脂　　　C. 白术
D. 山药　　　E. 扁豆

27. 具有养血敛阴、柔肝止痛功效的是（　　）
A. 生地　　　B. 熟地　　　C. 白芍
D. 当归　　　E. 延胡索

28. 长于补血、滋阴的药物是（　　）
A. 阿胶　　　B. 当归　　　C. 何首乌
D. 熟地　　　E. 白芍

29. 白芍与甘草均能治疗（　　）
A. 疮痈肿痛　　　B. 肢体挛急疼痛　　　C. 阳亢头痛
D. 行经腹痛　　　E. 气滞胀痛

30. 补益肺胃之阴，拟选用哪一组药物（　　）
A. 北沙参、麦冬　　　B. 龟板、玉竹
C. 女贞子、桑椹　　　D. 龟板、鳖甲
E. 生地、熟地

31. 治疗咳嗽痰多，或咳痰不爽，咽痛音哑等症，宜首选（　　）
A. 牛蒡子　　　B. 半夏　　　C. 薄荷
D. 桔梗　　　E. 银花

32. 既能清肺化痰，又能润肠通便的药物是（　　）
A. 瓜蒌　　　B. 杏仁　　　C. 苏子
D. 郁李仁　　　E. 白芍

33. 善于消肉积的药物是（　　）
A. 麦芽　　　B. 谷芽　　　C. 神曲
D. 山楂　　　E. 莱菔子

34. 治心火亢盛，烦躁不安，宜选（　　）
A. 龙骨　　　B. 朱砂　　　C. 酸枣仁
D. 琥珀　　　E. 磁石

35. 既能养心安神，又能敛汗的药物是（　　）
A. 柏子仁　　　B. 远志　　　C. 酸枣仁
D. 夜交藤　　　E. 合欢皮

36. 甘平质润，治疗肝风内动，惊痫抽搐，无论寒热虚实皆可配伍应用的药物是（　　）
A. 钩藤　　　B. 地龙　　　C. 羚羊角
D. 天麻　　　E. 蜈蚣

37. 上能收敛肺气而止咳喘，下能滋肾水以固涩下焦，内能益气生津、宁心止渴，外能收敛止汗的药物是（　　）
A. 赤石脂　　　B. 五味子　　　C. 金樱子
D. 覆盆子　　　E. 芡实

38. 既能补益肝肾，又能收敛固涩的药物是（　　）

A. 山茱萸　　　B. 覆盆子　　　C. 枸杞子
D. 金樱子　　　E. 莲子

【B 型题】
（39～40 题共用备选答案）
A. 白芷　　　B. 香薷　　　C. 生姜
D. 辛夷　　　E. 防风

39. 有"夏月麻黄"之称的是（　　）
40. 解表以祛风为长，被誉为"风药中之润剂"的是（　　）

（41～42 题共用备选答案）
A. 泻肝火　　　B. 泻心火　　　C. 泻相火
D. 泻胃火　　　E. 泻肺火

41. 黄柏长于（　　）
42. 黄芩长于（　　）

（43～44 题共用备选答案）
A. 散寒止痛，回阳救逆
B. 散寒止痛，温通经脉
C. 散寒止痛，助阳止泻
D. 散寒止痛，温肺化饮
E. 温中散寒，活血化瘀

43. 肉桂具有的功效是（　　）
44. 附子具有的功效是（　　）

（45～46 题共用备选答案）
A. 香附　　　B. 木香　　　C. 陈皮
D. 枳实　　　E. 薤白

45. 既能燥湿化痰，又能温化寒痰，为治痰之要药的是（　　）
46. 善于疏理肝气，调经止痛，为妇科调经之要药的是（　　）

（47～48 题共用备选答案）
A. 活血行气，祛风止痛
B. 活血止痛，行气解郁，清心凉血，利胆退黄
C. 活血行气，止痛，消肿生肌
D. 活血调经，祛瘀止痛，凉血消痈，除烦安神
E. 活血祛瘀，润肠通便，止咳平喘

47. 丹参的功效是（　　）
48. 桃仁的功效是（　　）

（49～50 题共用备选答案）
A. 镇心安神　　　B. 潜阳安神
C. 镇惊安神　　　D. 养心安神
E. 宁心安神

49. 朱砂的功效是（　　）
50. 柏子仁的功效是（　　）

（牛林徽　李怡瑾　董　欣　肖　颖）

第 4 篇

方剂学基础

第**11**章

方剂基本知识

方剂是在中医药理论指导下，以辨证立法为依据，按照一定的组方配伍原则，选择恰当的药物合理配伍并酌定合适的剂量，制成一定的剂型而成，俗称"处方"。

第1节 方剂与治法

案例导入 11-1

患者张某，男，58岁，昨日因家宴贪吃多饮，今日腹胀纳呆，恶心呕吐，吐馊酸腐物，吐后反快，舌苔垢腻，脉滑。医生给予保和丸汤剂治疗而愈。

思考与讨论：对患者的治疗是用何种治法？

一、常用治法

治法是在辨清证候，辨证审因、辨明病机的基础上，有针对性地采取的基本治疗方法。临床常用的有八法：汗、吐、下、和、温、清、消、补。

（一）汗法

汗法是通过宣发肺气，调畅营卫，开泄腠理，使在肌表的外感六淫之邪随汗而解的一种治法。汗法除了适用于外感表证外，也适用于麻疹初起而疹未透发者，风湿在表和水肿实证兼有表证者，以及疮疡、痢疾、疟疾初起而有寒热表象等诸证。由于病情有寒热之分、体质有强弱之异、邪气有兼夹的不同，汗法又有辛温、辛凉之别。

汗法以汗出邪去为度，中病即止，不可大汗，不可过量，以防伤津耗气。

（二）吐法

吐法是通过涌吐，使停留在咽喉、胸膈、胃脘等部位的痰涎、宿食或毒物从口中吐出的一种治法。适用于痰涎壅塞在咽喉或顽痰蓄积在胸膈，或宿食停滞在胃脘，或误食毒物尚停留在胃中未下者，都可及时用吐法使之涌吐而出。

催吐药易损伤胃气，禁忌较多，且涌吐中多有不适反应，患者不易接受，现今临床已较少使用。如确需使用，应严格掌握适应证，谨慎从事。

（三）下法

下法是通过泻下通便，使积聚于肠胃的宿食、燥屎、冷积、瘀血、结痰、水饮等有形实邪从下窍而出，以祛邪除病的一种治疗方法。适用于大便秘结、宿食虫积、湿热积滞、水饮内停及瘀血内阻等实证，临床应用较广。由于积滞有寒热之别、正气有盛衰之分、邪气有兼夹的不同，所以下法又分为寒下、温下、润下、逐水、攻补兼施等。

下法易伤正气，故临床以有形实邪停留肠胃的里实证为宜，对于年老体虚、产后、月经期、妊娠期、失血者等应慎用或禁用。

（四）和法

和法是通过和解或调和的作用，以疏解邪气、调整脏腑功能的一种治疗方法。和解专治病邪在半表半里，故又称和解少阳法。调和指调和脏腑功能以纠正寒热不调、脏腑功能偏盛偏衰，使之归于平复，适用于寒热往来、脏腑气血不和、虚实互见等证。故和法主要适用于少阳证、肝脾不和、肠胃不和、表里同病、疟疾等病证，分为调和肝脾法、调和胃肠法、表里双解法等。

邪在肌表而未入少阳，或邪已入里而阳明热盛者，均不宜使用和法。

（五）温法

温法是通过温中、祛寒、回阳、通络等作用，使寒邪去、阳气复、经络通、血脉和的一种治疗方法。"寒者热之""治寒以热"，即是此意。温法主要适用于中焦虚寒、亡阳厥逆、经脉寒凝等病证。由于寒邪的部位有在中、在下、在脏、在腑，以及在经络骨节的不同，因而温法又有温中散寒、温暖肝肾、温通经脉、回阳救逆之区分。

热伏于里，热深热厥，形成真寒假热者；内热炽盛，见吐血、尿血、便血者；素体阴虚，阴液虚脱者，均不可用温法。

（六）清法

清法是通过清热泻火、凉血等以消除里热为主的一种治疗方法。"热者寒之""温者清之""治热以寒"，即是此意。清法主要适用于气分热盛证、热入营血证、火毒壅盛证、暑热证、脏腑热盛证、久病阴虚热伏于里的虚热证等。清法具有清气分热、清营凉血、清热解毒、清脏腑热、清热祛暑、清虚热等作用。

清法一般用于表证已解、里热正盛的热证。

（七）消法

消法是通过消食导滞和消痞散结等方法，使气、血、痰、食、水、虫等积聚而成的有形之邪渐消缓散的一种治疗方法。"坚者消之""结者散之"等即是消法。主要适用于饮食停滞、气滞血瘀、癥瘕积聚、水湿内停、痰饮不化、疳积虫积等。

消法属于攻法的范畴，适用于实证。体质较虚，使用消法时应兼用补虚药，以防损伤正气。

（八）补法

补法是通过补益人体气血阴阳的不足，增强机体抗病能力的一种治疗方法。《素问》所述之"虚则补之""损者益之""形不足者，温之以气，精不足者，补之以味"即指此法。补法是通过药物的补益，使人体脏腑或气血阴阳之间的失调重归于平衡；同时，在正气虚弱不能祛邪时，也可用补法扶助正气，或配合其他治法，达到扶正祛邪的目的。所以，补法可以间接祛邪，但一般无外邪时使用，以避免"闭门留寇"。适用于各种虚证。实证表现虚证假象者禁用补法。

上述八种治法，除吐法较少使用外，都是临床常用的。由于临床病情复杂，单一治法不能全面兼顾，要灵活配伍以适应病情。

考点：临床常用的治疗八法

二、方剂与治法的关系

方剂是在理、法的指导下，有目的、有法度地运用药物以防治疾病的工具，理解方剂和治法的关系，才能准确而全面地组方遣药。

"法随证立，方从法出，以法统方"，即治法是遣药组方的指导原则，方剂是体现和完成治法的主要手段，二者之间是辩证统一、相互依存的关系。治法是在积累了大量医疗经验基础上总结出来的，治法由经验总结上升为理论之后，就成为指导组方遣药和运用成方的指导原则。如一个外感患者，经过四诊合参，审证求因，确定为外感风寒表实证时，根据表证当用汗法；之后根据寒者热之的原则，当用辛温解表法治疗；最后按法选用相应的有效成方，或自行选药组成辛温解表剂。如法煎服，便能汗出表解，邪去人安。否则，治法与辨证不符，组方与治法脱节，必然治疗无效，甚至反使病情恶化。

第2节　方剂的组成与变化

案例导入 11-2

　　某患者被医生诊断为脾气虚证，给予四君子汤治疗：人参9g，白术9g，茯苓9g，炙甘草3g，3剂，水煎服。

　　思考与讨论：分析该方中君、臣、佐、使及其作用。

一、组 成 原 则

　　方剂是从使用单味药物治病开始，而后形成以多味药进行治疗的基本形式。经历了从对症治疗到辨证论治相结合的过程。药物的功用各有所长，也有所短。只有通过合理配伍，调其偏性，制其毒性，增强或改变原有药物功用，消除或缓解药物对人体的不利因素，发挥其相辅相成或相反相成的综合作用，才能符合辨证论治的要求，治疗复杂病证。

　　方剂组成的原则，早在《素问·至真要大论》中就有"主病之谓君，佐君之谓臣，应臣之谓使"的记载，经过前人不断的总结，现概括为君、臣、佐、使，以此说明方剂中药物配伍的主从关系，反映药物在方剂中的不同地位或作用。

（一）君药

　　君药即针对主病或主证起主要治疗作用的药物，又称为"主药"。君药药效居方中之首，用量大，药味少，是方中不可缺少的药物。

（二）臣药

　　臣药有两种意义。

　　1. 辅助君药加强治疗主病或主证的药物。

　　2. 针对主要兼病或兼证起主要治疗作用的药物，又称为"辅药"。

（三）佐药

　　佐药有三种意义。

　　1. **佐助药**　配合君、臣药加强治疗作用，或直接治疗次要症状的药物。

　　2. **佐制药**　用以消除或减弱君、臣药的毒性，或制约君、臣药峻烈之性的药物。

　　3. **反佐药**　即在病重邪甚或拒药不受的情况下，配用与君药性味相反，而又能在治疗中起相成作用的药物。

　　一般在方中佐药的用量较少。

（四）使药

　　使药有两种意义。

　　1. **引经药**　能引导方中药物直达病所的药物。

　　2. **调和药**　指能调和方中诸药的性能，协调诸药的相互作用或起到矫味作用的药物。使药一般药味较少，用量较小（表11-1）。

表 11-1　方剂组成原则一览表

组方原则	作用	特点	举例（麻黄汤）
君药	针对主病（或主证）起主要作用	药力居首，用量较大	麻黄（辛温、发汗解表以散风寒，宣发肺气以平喘逆）

续表

组方原则	作用	特点	举例（麻黄汤）
臣药	①加强君药的作用； ②治疗兼病或兼证	药力、用量较小	桂枝（辛、甘、温，温经和营，解肌散寒，助麻黄发汗解表）
佐药	①佐助：加强君、臣药的作用，或治疗次要兼证； ②佐制：消除或减缓君、臣药的毒性、烈性； ③反佐药：病重邪甚或拒药不受时，配用与君药性味相反，且能在治疗中起相成作用的药物	药力更小，用量较轻	杏仁（苦、温，降肺气以助麻黄平喘，散风寒，又助麻、桂解表，佐助药）
使药	①引经：引领方中诸药到达病所； ②调和：调和方中诸药的药性、药味	用量较轻	炙甘草（甘、温，调和诸药）

考点： 方剂的组成原则

综上所述，除君药外，臣、佐、使药都具有两种以上意义。在组方遣药时没有一定的程式，不是每方臣、佐、使药都具备，也不是每药只任一职。如病情单纯，可仿"君一臣二"。如方中君、臣药无毒或作用并不峻烈时，便不须用消除、减弱毒性或制其峻烈之性的佐制药，或君药兼有引药至病所的作用，便不须用引经药。所以，每一方剂具体药味的多少，君、臣、佐、使是否齐备，视病证大小与治疗需要，以及所选药物的功用来决定。一般组方原则是每一方必有君药，君药药味较少，其用量比臣、佐、使药要大。至于药味繁多的"复（重）方"，按其方药归类，分清主次。

二、组 成 变 化

方剂的组成既有原则性，又有灵活性。

（一）药味加减

药味加减即君药不变，增减臣药、佐药等。用于主证不变，而兼证（症）不同。如四君子汤主治脾胃气虚证，如兼咳嗽痰多，则加半夏、陈皮燥湿化痰，名为六君子汤；败毒散中有人参，主治气虚感冒，在治疗风寒感冒时，则去人参，加荆芥、防风，名为荆防败毒散等。

（二）配伍变化

配伍变化即君药不变，配伍不同的臣药，方剂的主要作用也随之不同。如麻黄配桂枝，辛温解表，主治风寒表证，名为麻黄汤；而配石膏则清肺平喘，主治肺热喘咳，则名为麻杏甘石汤。

（三）药量变化

药量变化即药物不变，用量改变，方剂的功效、主治亦随之改变。如小承气汤和厚朴三物汤，均由大黄、枳实、厚朴三味药组成，但小承气汤中大黄用量最大，以泻热通便为主，主治热结便秘；厚朴三物汤中则厚朴用量最大，以行气消胀为主，主治气滞腹胀。

（四）剂型更换

剂型更换即方剂的组成不变，更换了剂型。急性病、重症用汤剂或注射剂，起效快，而慢性病、轻症则可用丸剂、片剂，药力持久，且携带、服用方便。如感冒重症用银翘散的汤剂较好，而轻症可用银翘片等。

第 3 节　常 用 剂 型

剂型是方剂组成后，根据药物性质、用药目的及综合给药途径，将药物制成适宜的形式供临床使用。随着社会的发展，科学的进步，传统的剂型在质量上、工艺上也有很多改革，现将常用剂型介绍如下。

（一）汤剂

汤剂又称汤液，是组方后的药物饮片，用水或黄酒，或水酒各半浸泡后，再煎煮一定时间，然后去渣取汁而成。一般作内服用，如四君子汤、归脾汤。

优点：吸收快、疗效速、可加减，能较全面地照顾患者或病证的特殊性。

缺点：煎煮、携带不方便，且服用量大，不利于危重患者的抢救，口感较苦而小儿难以服用，某些药物的有效成分不易煎出或易挥发散失，不适于规模生产。

（二）散剂

将药物粉碎，成为均匀混合的干燥粉末，有内服与外用两种。内服散剂末细量少者，可直接冲服，如七厘散；亦有粗末，临用时加水煮沸取汁服，如香苏散。外用散剂一般作外敷、掺撒疮面或患病部位，如生肌散、金黄散；亦有作点眼、吹喉外用者，如冰硼散等。

特点：制作简便，便于服用携带，吸收较快，节省药材，不易变质。适用于各种病证。

（三）丸剂

将药物研成细末，以蜜、水、米糊、面糊、酒、醋、药汁等作为黏合剂制成的圆形固体剂型。一般适用慢性、虚弱性疾病，如归脾丸、人参养荣丸等；亦用于急症，如安宫牛黄丸、苏合香丸等。临床常用的丸剂有蜜丸、水丸、糊丸、浓缩丸等。

特点：吸收缓慢，药力持久，体积小，服用、携带、贮存都方便，是常用的剂型。

（四）片剂

将中药加工或提炼后与辅料混合，压制成圆片状剂型。味苦，具恶臭的药物经压片后再包糖衣，易于吞服；需在肠中起作用或遇胃酸易破坏的药物，可包肠溶片，使之在肠中崩解。片剂应用较广，如银翘解毒片、桑菊感冒片等。此外，尚有口含片、泡腾片等，如草珊瑚含片。

特点：用量准确，体积小，便于服用。

（五）冲剂

将药材提取物加适量赋形剂或部分药粉或糖粉制成颗粒散剂。开水冲服，是常见剂型。常用的有板蓝根冲剂、感冒退热冲剂等。

特点：作用迅速，味道可口，体积较小，服用方便。

（六）膏剂

将药物煎煮取汁浓缩成半固体，又名膏剂。有内服及外用两种，内服的如雪梨膏、鹿胎膏等；外用的如风湿膏、狗皮膏药等。

特点：内服的膏剂体积相对小，服用方便，缓慢起效；外用的膏药可直接接触病变部位，利于吸收，疗效持久。

> **链接**
>
> #### 话说养生膏方
>
> 民间有"冬季膏方巧进补，来年开春能打虎"之说，随着人们生活水平的提高，对延年益寿、美容保健品的需求日益增加，各种养生膏方开始进入平常百姓家。中药养生膏一般选用滋养类药物等，加水煎煮取汁液，浓缩，加蜂蜜或膏剂制成，具有口感好、服用方便、易保存等特点。如以款冬花、麦门冬、百合、川贝母、梨和蜂蜜为原料做成的秋梨膏，具有润肺止咳、生津润燥之功，是秋末冬初防治流感的保健膏方。

（七）丹剂

丹剂指含有汞、硫黄等矿物，经过加热升华提炼而成的一种化合制剂。此剂多外用，如红升丹、白降丹等。此外，某些贵重药品或有特殊功效的药物也做成丹，如至宝丹、紫雪丹等。丹剂并非是一种固定的剂型。

特点：剂量小、作用大、含矿物质。

（八）针剂

针剂是根据中药有效成分不同，用不同方法提取、精制配成灭菌溶液，供皮下、穴位、肌肉、静脉等注射用的一种剂型。适用于急救，对急症或口服有困难的患者尤为适宜。如生脉注射液、丹参注射液等。如今，针剂尚需大力研制，提纯的质量亦有待改善，以适应中医急症之需。

特点：剂量准确，药效迅速，给药方便，药物不受消化液和食物的影响。

（九）酒剂

酒剂又称药酒，古称酒醴。将药物用白酒或黄酒浸泡，或加温隔水炖煮，去渣取液供内服或外用。酒有活血通络、易于发散和助长药效的特性，故常在祛风通络和补益剂中使用，如风湿药酒、参茸药酒等，不宜用于阴虚火旺之证。外用酒剂有祛风活血、止痛消肿之效。

特点：有效成分溶出而增强药效，长于发散，能行气活血。

此外，尚有茶剂、露剂、锭剂、栓剂、颗粒剂、糖浆剂、胶囊剂、气雾剂、灌肠剂、口服液等，临床中都在广泛应用，随着中医药学的发展，将会研究出更多的新剂型，以满足临床需要。

考点：中药常用剂型

自 测 题

单项选择题

【A 型题】

1. 组成方剂的成分是（　　）
   A. 药物　　　　B. 证候　　　　C. 治法
   D. 病位　　　　E. 病因

2. 在一个方剂中不可缺少的药物是（　　）
   A. 君药　　　　B. 臣药　　　　C. 佐药
   D. 调和药　　　E. 引经药

3. 慢性疾病的治疗一般宜选用（　　）
   A. 丸剂　　　　B. 散剂　　　　C. 汤剂
   D. 针剂　　　　E. 冲剂

【B 型题】

（4～5 题共用备选答案）

A. 针对主病或主证起治疗作用

B. 针对兼病或兼证起治疗作用

C. 直接治疗次要的兼证

D. 引方中的诸药以达病所

E. 消除或减缓毒性和烈性

4. 君药在方剂中能（　　）

5. 臣药在方剂中能（　　）

（6～7 题共用备选答案）

A. 外感表证　　　　　B. 宿食不消

C. 热入营血　　　　　D. 阳气衰微

E. 心脾两虚

6. 汗法主要适用于（　　）

7. 补法主要适用于（　　）

（王跃丰）

第 *12* 章
常用方剂

案例导入 12-1

王某，男，6岁。双腮肿痛伴高热已3天。西医曾用利巴韦林、头孢曲松钠等治疗，效果欠佳。症见两颊肿胀疼痛，以耳垂为中心漫肿，边缘不清，右侧尤甚，触之疼痛，张口受限，纳食差，发热恶寒，体温38.7℃，口苦，舌质红苔淡黄，脉弦数。

思考与讨论：1. 根据患者病变部位，属于什么经脉病证？

2. 选用何种方剂治疗？

一、常用方剂分类

根据方剂的主要功效不同，可将方剂分为解表剂等17类，简述如下。

1. **解表剂** 以发汗解表为主要功效，用于外感表证，如感冒及多种疾病初起等。风寒表证用辛温解表剂，如荆防败毒散；风热表证用辛凉解表剂，如银翘散。

解表剂大多味辛发散，主要活性成分为挥发油，不宜久煎，以免药效散失过多。服后宜避风寒，增衣被等以助汗，以遍身微汗为佳，不出汗或出汗太多均不好。

2. **和解剂** 有和解少阳或调和肝脾等作用，用于少阳病或肝脾不和等。如主治少阳病（半表半里证）的小柴胡汤；主治肝郁血虚之月经不调或肝郁脾虚之胁痛等的逍遥散。近来，逍遥散广泛用于美容、保健等方面，但要辨证使用。

链接

逍遥丸是女性的专用药吗？

临床多用逍遥丸来调理女性月经，因此很多人误以为逍遥丸是女性专用药，其实不然。逍遥丸具有疏肝健脾养血之功，无论男女，只要有肝郁、脾虚或血虚等问题，就可以用。古代医书中就有不少有关男性使用逍遥散的案例。例如，明代名医李士材为一位发热、咳嗽的男子诊病，辨证其为肝气不舒，木旺侮金，用逍遥散加味治疗，两服药就治好了。

3. **清热剂** 有清热、泻火、凉血、解毒等作用，用于里热证。可分为清热、凉血、解毒、清脏腑热剂等，如用治温病气分热证高热的白虎汤，用治温病血分热证或一般血热出血的犀角地黄汤，用治肝胆湿热外阴瘙痒等的龙胆泻肝汤，用治胃热牙痛出血的清胃散等。

4. **温里剂** 有温里、通经、散寒等作用，治疗里寒证。可分为温中祛寒、回阳救逆、温经散寒剂等，温中散寒剂如治疗脾胃虚寒腹痛泄泻的理中丸，脾胃虚寒胃脘隐痛的小建中汤；温经散寒剂如治疗血痹的黄芪桂枝五物汤；回阳救逆剂如治疗亡阳证的参附汤（参附注射液）。

5. **泻下剂** 有通便、泻火、逐水等作用，治疗里实便秘、实热内积或胸腹积水等。如既通便又泻火、有"釜底抽薪"作用，用于热结便秘等的大承气汤，因其作用较猛，近代还用该方加减治疗急腹症；如肠燥便秘，则用作用较缓、润肠通便的麻子仁丸，据研究能有效治疗功能性便秘，且停药后药效仍持续。年老体弱、经期、妊娠期、产后等慎用或禁用攻下剂。

6. **补益剂** 有补气、补血、补阴或补阳等作用，治疗各种虚证，分为补气、补血、补阴、补阳剂等四类，代表方如补气的基本方四君子汤，补气升阳而擅治内脏下垂等的补中益气汤；补血的基本方四物汤；气血双补，用治心脾两虚失眠或脾不统血出血的归脾汤；用治肾阴虚的六味地黄丸；用治肾阳虚的肾气丸等。对虚不受补者，应先调理脾胃，使补而不滞。

7. 固涩剂 有收敛固涩作用，用治正气虚导致血、汗、精液、津液等耗散或滑脱的病证。代表方如治疗气虚自汗、容易感冒的玉屏风散；治疗男性肾虚遗精的金锁固精丸；治疗女性脾虚白带过多的完带汤等。亡阳及实证者不宜用本类方剂。

8. 安神剂 有安定神志之功，治疗神志不安的病证。神志不安有虚实之分，实证宜重镇安神，代表方如治疗心火亢盛之失眠的朱砂安神丸；虚证宜补养安神，代表方如治疗阴虚内热之失眠多梦的天王补心丹，治疗心脾两虚之失眠的归脾汤。注意重镇安神剂多有金石类药物，易伤胃气，不宜久服。朱砂具有毒性，久服能引起慢性中毒，亦应注意。

9. 开窍剂 有开窍醒神作用，治疗神志昏迷属实证（闭证）者，其多见牙关紧闭，两手握拳，二便不通，脉实有力等。闭证有热闭、寒闭之分，热闭宜凉开，代表方如"凉开三宝"安宫牛黄丸、紫雪丹、至宝丹；寒闭宜温开，如苏合香丸等。现代有醒脑静注射液，用于昏迷的治疗。神志昏迷虚证禁用开窍剂。

10. 理气剂 有行气或降气作用，治疗气滞或气逆证。行气代表方如治疗肝郁胁痛和月经不调等的柴胡疏肝散，治疗胸痹的瓜蒌薤白白酒汤；降气代表方如治疗肺气上逆喘咳痰多的苏子降气汤，治疗胃气上逆之呕吐、嗳气、呃逆的旋覆代赭汤等。年老体弱、孕妇及阴虚火旺者慎用。

11. 理血剂 有活血或止血作用，治疗瘀血或出血。活血的代表方如治疗胸部瘀血心痛、胸痛的血府逐瘀汤，治疗中风后遗症的补阳还五汤，治疗产后瘀血腹痛、恶露不尽的生化汤；止血的代表方如治疗尿血的小蓟饮子，治疗虚寒崩漏的胶艾汤等。在使用理血剂时，要注意活血不伤正、止血不留瘀；此外，月经过多者、孕妇慎用活血剂。

12. 治风剂 有疏散外风或平息内风的作用，治疗外风或内风病。外风即外感风邪，治宜疏散外风，代表方如主治外感风邪头痛的川芎茶调散；内风即肝风内动之眩晕等，治宜平息内风，代表方如预防和治疗中风的镇肝熄风汤。

13. 治燥剂 有宣散外燥或滋润内燥的作用，治疗燥证。外燥指感受秋燥，分凉燥和温燥，治宜宣散，代表方如治疗凉燥的杏苏散，治疗温燥的桑杏汤等；内燥治宜滋润，代表方如治疗肺阴虚之慢性支气管炎、肺结核和胃阴虚之胃及十二指肠溃疡、慢性萎缩性胃炎的麦门冬汤。

14. 祛湿剂 有化湿、利水、通淋等作用，治疗水湿病证。代表方如治疗湿滞中焦之腹痛、吐泻清稀的藿香正气散；治疗湿热黄疸的茵陈蒿汤；治疗湿热淋证的八正散；治疗肾阳虚水肿的真武汤；治疗风湿病日久，面黄肌瘦，腰酸膝软的独活寄生汤。

15. 祛痰剂 有化痰或消痰作用，治疗各种痰病。痰有湿痰燥痰、寒痰热痰等不同，故分燥湿化痰、润燥化痰、温化寒痰、清热化痰剂等。代表方如治疗湿痰易咳的二陈汤；治疗热痰黄稠的清气化痰丸。注意有咯血倾向者慎用燥烈之化痰剂，以免出现大量咯血。

16. 消食剂 有消食化积等作用，治疗饮食积滞。代表方如保和丸。消食剂不宜长期使用，纯虚无食滞者禁用。

17. 驱虫剂 有驱虫或杀虫作用，治疗肠道寄生虫病。代表方如乌梅丸。驱虫剂宜空腹服，忌油腻；年老体弱者及孕妇慎用。

二、常用方剂

常用方剂简表如下（表 12-1）。

表 12-1　常用方剂简表

分类	方名	组成	功效	主治
解表剂	小青龙汤	麻黄、芍药、细辛、干姜、甘草、桂枝、五味子、半夏	解表散寒，温肺化饮	外感风寒，肺有痰饮之恶寒发热，咳喘痰稀量多
	银翘散	银花、连翘、竹叶、荆芥穗、牛蒡子、淡豆豉、薄荷、桔梗、生甘草、芦根	辛凉透表，清热解毒	风热感冒，温病初起（卫分证）
	桑菊饮	桑叶、菊花、桔梗、杏仁、连翘、芦根、薄荷、甘草	疏风清热，宣肺止咳	风热咳嗽
	败毒散	人参、甘草、茯苓、川芎、羌活、独活、柴胡、前胡、枳壳、桔梗	益气解表，祛风散寒	气虚兼感冒风寒
和解剂	小柴胡汤	柴胡、黄芩、半夏、人参、甘草、生姜、大枣	和解少阳	少阳证（半表半里证）之寒热往来等
	逍遥散	柴胡、芍药、当归、茯苓、白术、甘草、生姜、薄荷	疏肝解郁，养血健脾	肝郁血虚之月经不调；肝郁脾虚之胁痛等
清热剂	白虎汤	石膏、知母、甘草、粳米	清热泻火	气分实热证
	犀角地黄汤	水牛角、生地黄、芍药、牡丹皮	清热凉血，活血散瘀	温病血分证；血热出血
	仙方活命饮	金银花、防风、白芷、当归、陈皮、甘草、赤芍、贝母、天花粉、乳香、没药、穿山甲、皂角刺	清热解毒，活血消肿	热证疮疡初起
	龙胆泻肝汤	龙胆草、栀子、黄芩、柴胡、车前子、木通、泽泻、生地、当归、生甘草	清肝胆实火，泻下焦湿热	肝胆实热之头痛眩晕等；肝胆湿热之外阴瘙痒等
	清胃散	黄连、生地、牡丹皮、升麻、当归身	清胃凉血	胃火牙痛、牙龈出血等
	葛根黄芩黄连汤	葛根、黄芩、黄连、甘草	清热燥湿止泻	湿热泄泻
	白头翁汤	白头翁、黄连、黄柏、秦皮	清热解毒，凉血止痢	热毒痢疾
温里剂	理中丸	干姜、人参、白术、炙甘草	温中散寒，补气健脾	脾胃虚寒之腹痛、泄泻等
	小建中汤	桂枝、芍药、炙甘草、大枣、生姜、饴糖	温中补虚，缓急止痛	脾胃虚寒之胃脘隐痛等
	参附汤	人参、附子	大补元气，回阳救逆	亡阳证；元气大伤
泻下剂	大承气汤	大黄、芒硝、枳实、厚朴	峻下热结	热结便秘等
	麻子仁丸	麻子仁、芍药、枳实、厚朴、大黄、杏仁	润肠泻热，行气通便	肠燥便秘
补益剂	六君子汤	人参、白术、茯苓、炙甘草、半夏、陈皮	益气健脾，燥湿化痰	脾胃气虚兼咳嗽痰多等
	补中益气汤	黄芪、人参、白术、当归、升麻、柴胡、橘皮、炙甘草	补中益气，升阳举陷	中气下陷之内脏下垂等
	四物汤	熟地黄、芍药、当归、川芎	补血和血	血虚证
	归脾汤	人参、黄芪、白术、当归、茯神、远志、酸枣仁、龙眼肉、木香、生姜、大枣、炙甘草	益气健脾，补血养心	心脾两虚之失眠等；脾不统血之出血
	六味地黄丸	熟地黄、山萸肉、干山药、泽泻、牡丹皮、茯苓	滋补肾阴	肝肾阴虚证
	肾气丸	附子、桂枝、干地黄、山茱萸、山药、茯苓、泽泻、牡丹皮	温补肾阳	肾阳虚证
固涩剂	玉屏风散	黄芪、白术、防风	益气固表止汗	气虚自汗、容易感冒
	四神丸	补骨脂、肉豆蔻、吴茱萸、五味子	温肾暖脾，涩肠止泻	脾肾阳虚之五更泻
	金锁固精丸	沙苑蒺藜、莲子、芡实、莲须、煅龙骨、煅牡蛎	补肾涩精	肾虚遗精
	完带汤	山药、白术、苍术、陈皮、人参、甘草、车前子、柴胡、白芍、黑芥穗	补脾疏肝，化湿止带	脾虚湿盛之白带过多
安神剂	朱砂安神丸	朱砂、生地黄、黄连、当归、炙甘草	重镇安神，清心泻火	心火亢盛之失眠等
	天王补心丹	生地黄、当归、天门冬、麦门冬、酸枣仁、柏子仁、远志、人参、玄参、丹参、白茯苓、桔梗、五味子	滋阴养血，补心安神	心阴血虚之失眠多梦等

续表

分类	方名	组成	功效	主治
开窍剂	安宫牛黄丸	牛黄、郁金、黄连、朱砂、山栀、雄黄、黄芩、水牛角、冰片、麝香、珍珠、金箔	清热开窍，豁痰解毒	热陷心包之高热昏迷谵语等
	紫雪	水牛角、羚羊角、麝香、石膏、寒水石、滑石、玄参、升麻等	清热开窍，息风止痉	热盛动风之高热抽搐等
	至宝丹	水牛角、麝香、冰片、石膏、寒水石、玄参、升麻等	清热开窍，化浊解毒	痰热内闭之神志昏迷
理气剂	柴胡疏肝散	柴胡、芍药、甘草、枳壳、陈皮、川芎、香附	疏肝解郁，行气止痛	肝气郁滞之胁痛、月经不调、痛经等
	瓜蒌薤白白酒汤	瓜蒌实、薤白、白酒	通阳散结，行气祛痰	胸痹（心绞痛）
	苏子降气汤	紫苏子、半夏、前胡、当归、肉桂、厚朴、炙甘草	降气平喘，祛痰止咳	痰湿壅肺之喘咳痰多等
	旋覆代赭汤	旋覆花、代赭石、半夏、人参、炙甘草、大枣、生姜	降逆化痰，益气和胃	胃气上逆之呕吐、嗳气、呃逆
理血剂	血府逐瘀汤	当归、生地、桃仁、红花、桔梗、赤芍、柴胡、川芎、枳壳、牛膝、甘草	活血祛瘀，行气止痛	瘀血之胸痛、头痛等
	补阳还五汤	黄芪、赤芍、川芎、当归尾、地龙、桃仁、红花	补气活血通络	中风后遗症之偏瘫等
	生化汤	全当归、川芎、桃仁、炮干姜、炙甘草	化瘀生新，温经止痛	产后腹痛、恶露不行属瘀血证
	小蓟饮子	小蓟、藕节、蒲黄、木通、滑石、生地黄、当归、甘草、山栀子、淡竹叶	凉血止血，利水通淋	膀胱湿热之尿血、血淋
治风剂	川芎茶调散	川芎、荆芥、防风、细辛、白芷、薄荷、羌活、甘草	疏风止痛	外感风寒之头痛
	镇肝熄风汤	生杭芍、天冬、玄参、生龟板、生赭石、茵陈、生龙骨、生牡蛎、生麦芽、甘草、怀牛膝、川楝子	镇肝息风，滋阴潜阳	类中风（中风先兆）或中风属阴虚阳亢证
治燥剂	杏苏散	杏仁、苏叶、半夏、橘皮、前胡、枳壳、桔梗、茯苓、甘草、生姜、大枣	轻宣凉燥，宣肺化痰	外感凉燥咳嗽或外感风寒咳嗽
	桑杏汤	桑叶、杏仁、象贝、沙参、栀皮、香豉、梨皮	轻宣温燥，润肺止咳	外感温燥之干咳痰少等
	增液汤	生地、玄参、麦冬	滋阴清热，润燥通便	阴津亏虚之便秘
祛湿剂	藿香正气散	藿香、白芷、陈皮、紫苏、炙甘草、桔梗、茯苓、白术、厚朴、半夏曲、大腹皮、生姜、大枣	解表化湿，理气和中	湿困脾胃兼感冒风寒之腹痛吐泻、恶寒发热等
	茵陈蒿汤	茵陈、栀子、大黄	清热利湿退黄	肝胆湿热之黄疸（面目发黄，黄色鲜明）
	八正散	车前子、木通、扁蓄、大黄、栀子、滑石、甘草、瞿麦、灯心草	清热泻火，利水通淋	膀胱湿热之淋证（尿频、尿急、尿痛等）
	真武汤	附子、茯苓、白术、芍药、生姜	温阳利水	脾肾阳虚之水肿
	独活寄生汤	独活、寄生、牛膝、杜仲、茯苓、桂心、川芎、当归、芍药、干地黄、人参、甘草、秦艽、防风、细辛	祛风湿，止痹痛，益肝肾，补气血	风湿痹痛日久，腰酸膝软，面黄消瘦等
祛痰剂	二陈汤	半夏、橘红、白茯苓、炙甘草	燥湿化痰，理气和中	湿痰之咳嗽痰白量多易咯等
	半夏白术天麻汤	半夏、白术、天麻、茯苓、甘草、橘红、生姜、大枣	燥湿化痰，平肝息风	痰湿上扰之眩晕耳鸣等
消食剂	保和丸	山楂、神曲、陈皮、连翘、茯苓、半夏、莱菔子	消食和胃	饮食积滞之腹痛吐泻等
驱虫剂	乌梅丸	乌梅、黄连、黄柏、细辛、蜀椒、干姜、桂枝、人参、当归、附子	温脏安蛔	蛔虫腹痛等

自测题

单项选择题

1. 六味地黄丸的功效为（　　）
    A. 滋补肾阴　　　　B. 温补肾阳
    C. 阴阳双补　　　　D. 补肾益气
    E. 以上都可以

2. 逍遥散的功效为（　　）
    A. 补中益气，升阳举陷
    B. 温中散寒，补气健脾
    C. 疏肝解郁，养血健脾
    D. 补血和血，健脾养心
    E. 益气健脾，燥湿化痰

3. 属于小柴胡汤主治证的是（　　）

A. 伤寒少阳证　　　B. 疟疾而见热多寒少
C. 黄疸而见大便秘结　D. 少阳湿热证
E. 寒热互结之痞

4. 功用为回阳救逆的方剂是（　　）
    A. 四逆散　　　B. 四逆汤　　　C. 当归四逆汤
    D. 理中丸　　　E. 回阳救急汤

5. "甘温除热"法的代表方剂是（　　）
    A. 参苓白术散　B. 补中益气汤　C. 四君子汤
    D. 当归补血汤　E. 小建中汤

6. 补阳还五汤为活血化瘀之剂，其君药为（　　）
    A. 黄芪　　　B. 当归尾　　　C. 红花
    D. 桃红　　　E. 川芎

（王跃丰）

教学基本要求

一、课程性质和任务

《中医药基础》是中等卫生职业教育药剂专业重要的专业课程，其主要内容包括绪论、中医基础理论、中医诊法、中药学基础、方剂学基础五个部分。本书的主要任务是使学生在具有一定科学文化素质的基础上，对中医的理、法、方、药、病具有连贯性、系统性、完整性的认识；帮助学生掌握中医药学的基本理论、常用中药功用，理解中医诊断方法和中医方剂学基础，了解中药来源、采制时间、炮制意义及处方应对等内容，为后续学习和从事药剂专业工作奠定良好基础。

二、课程教学目标

（一）知识教学目标

1. 掌握中医药学的基本理论，以及常用中药的名称、主要功效及汤剂煎服方法等技能知识。

2. 理解中医药学的基本诊断、治疗方法；牢记中药的适应证、禁忌证、用法用量、使用注意；掌握方剂配伍规律。

3. 了解中药的来源、采制时间、炮制意义及处方应对。

（二）能力培养目标

1. 具有一定的运用中医药学基本知识、基本诊疗的技能，能规范、熟练、合理运用中药。

2. 具有从事药剂工作所应有的良好职业道德，科学的工作态度，严谨细致的专业学风。

3. 具有良好的沟通能力和团队合作精神。

（三）思想教育目标

1. 通过中医药学的学习，能正确认识中医药学的理、法、方、药，培养学生唯物主义世界观和中医辨证论治的思维方法。

2. 通过对生命现象的认识，树立热爱生命、实事求是的科学态度。

3. 培养良好的职业道德修养、人际沟通能力和团结协作精神。

4. 具有严谨的学习态度、科学的思维能力、敢于创新的精神和热爱大自然的思想。

三、教学内容和要求

（一）理论教学内容与教学要求

教学内容	教学要求			教学活动参考	教学内容	教学要求			教学活动参考
	了解	理解	掌握			了解	理解	掌握	
一、绪论				理论讲授 多媒体演示 案例分析 讨论	（一）阴阳五行学说				理论讲授 多媒体演示 挂图展示 模型观察 实体教学 案例分析 讨论
（一）中医药学发展概况		√			1. 阴阳学说			√	
（二）中医药学的基本特点					2. 五行学说			√	
1. 整体观念			√		（二）藏象学说				
2. 辨证论治			√		1. 脏腑			√	
二、中医基础理论					2. 精、气、血、津液		√		

续表

教学内容	教学要求			教学活动参考	教学内容	教学要求			教学活动参考
	了解	理解	掌握			了解	理解	掌握	
3. 藏象学说在中医药学中的应用	√			理论讲授 多媒体演示 挂图展示 模型观察 实体教学 案例分析 讨论	2. 中药的性能			√	理论讲授 多媒体演示 挂图、图谱 展示 实物观察 标本、模型 观察 案例分析 讨论
（三）经络					3. 中药的应用		√		
1. 经络的概念和经络系统			√		（二）常用中药				
2. 十二经脉		√			1. 解表药			√	
3. 奇经八脉		√			2. 清热药			√	
4. 经络的生理功能及应用		√			3. 泻下药			√	
（四）病因病机					4. 祛湿药			√	
1. 病因			√		5. 温里药			√	
2. 病机	√				6. 理气药			√	
三、中医诊法				理论讲授 多媒体演示 挂图、图谱 展示 模型观察 实体教学 案例分析 讨论	7. 理血药			√	
（一）四诊					8. 补虚药			√	
1. 望诊		√			9. 化痰止咳平喘药			√	
2. 闻诊	√				10. 消食药			√	
3. 问诊			√		11. 驱虫药			√	
4. 切诊			√		12. 安神药			√	
（二）辨证					13. 开窍药			√	
1. 八纲辨证			√		14. 平肝息风药			√	
2. 气血津液辨证			√		15. 固涩药			√	
3. 脏腑病辨证		√			16. 外用药			√	
（三）预防与治则					五、方剂学基础				理论讲授 多媒体演示 案例分析 讨论
1. 预防		√			（一）方剂基本知识				
2. 治则			√		1. 方剂与治法			√	
四、中药学基础					2. 方剂的组成与变化			√	
（一）中药基本知识					3. 常用剂型		√		
1. 中药的采制			√		（二）常用方剂	√			

（二）实践教学内容与教学要求

序号、单元题目 （对应理论教学单元序号）	教学内容	教学要求	
		学会	熟练掌握
二、中医基础理论	1. 挂图、实体认识中医的五脏六腑		√
（二）藏象学说：脏腑	2. 从案例分析说明脏腑功能		√
（三）经络：十二经脉	1. 模型展示：十二经脉分布循行规律		√
	2. 实体教学：十二经脉在实体中的分布	√	
三、中医诊法	1. 舌诊：模型与图谱		√
（一）四诊：舌诊、脉诊	2. 实体教学：寸口诊脉法	√	
四、中药学基础	1. 常用药物的药性		√
	2. 药物的常用剂量、炮制与煎服方法		√
五、方剂学基础			
（一）方剂学基本知识	1. 中医方剂的组方原则——君、臣、佐、使		√
	2. 实际配方及掌握煎服方法		√
（二）常用方剂	1. 熟悉常用方剂		√
	2. 能根据常见病指导用方用药		√

四、教学大纲说明

（一）适用对象与参考学时

本教学大纲可供中等卫生职业教育药剂、制药技术、中药、药品食品检验及相关专业使用，总学时为72学时，其中理论教学58学时，实践教学14学时。

学时分配建议（72小时）

序号	教学内容	学时数		
		理论	实践	合计
第1章	绪论	2	0	2
第2章	阴阳五行学说	4	0	4
第3章	藏象学说	6	2	8
第4章	经络	2	2	4
第5章	病因病机	4	0	4
第6章	四诊	6	2	8
第7章	辨证	4	0	4
第8章	预防与治则	2	0	2
第9章	中药基本知识	2	2	4
第10章	常用中药	24	4	28
第11章	方剂基本知识	2	0	2
第12章	常用方剂	0	2	2
合计		58	14	72

（二）教学要求

1. 本课程对理论教学部分要求有掌握、理解、了解三个层次。掌握指对中医药学中所学的基本理论、基本知识具有深刻的认识，并能灵活地应用所学知识分析、解释生活现象和在临床药剂工作中遇到的问题；理解指在临床药剂工作中，能够解释、领会中医药的基本含义，并学会应用中医药技术；了解指能够简单理解、记忆所学中医药知识。

2. 本课程突出以能力培养为本位的教学理念，在实践技能方面分为熟练掌握和学会两个层次。熟练掌握指能够独立娴熟地进行正确的中医药实践技能操作；学会指能够在教师指导下进行中医药实践技能操作。

（三）教学建议

1. 在教学过程中要积极采用现代化教学手段，运用标本、模型、活体等，加强直观教学，充分发挥教师的主导作用和学生的主体作用。教学中按照"案例引导"的模式，注重理论联系实际，组织学生开展临床案例分析讨论，培养学生分析问题和解决问题的能力，加深学生对教学内容的理解和掌握。

2. 实践教学要充分利用教学资源，结合挂图、标本、模型、活体、多媒体等，采用理论讲授、标本模型演示、活体观察、案例分析讨论等教学形式，充分调动学生学习的积极性和主观能动性，强化学生的动手能力和专业实践技能操作。

3. 教学评价应通过课堂提问、布置作业、单元目标测试、案例分析讨论、实践考核、期末考试等多种形式，对学生进行学习能力、实践能力和应用新知识能力的综合考核，以期达到教学目标提出的各项任务。

参考文献

段国锋. 2009. 中药方剂学基础. 北京：科学出版社

高学敏. 2009. 中药学. 2 版. 北京：中国中医药出版社

国家食品药品监督管理局执业药师资格认证中心. 2014. 中药学专业知识（一）. 北京：中国医药科技出版社

国家药典委员会. 2020. 中华人民共和国药典（2020 年版）. 北京：中国医药科技出版社

何晓辉. 2002. 中医基础学. 北京：学苑出版社

何绪良. 2016. 中医学基础. 2 版. 北京：科学出版社

李莉. 2008. 中医药学概论. 北京：人民卫生出版社

刘全生. 2008. 中医学基础. 北京：人民卫生出版社

明广奇. 2009. 中医学基础. 2 版. 北京：科学出版社

申惠鹏. 2008. 中医学基础. 北京：科学技术出版社

孙秋华. 2012. 中医护理学. 3 版. 北京：人民卫生出版社

王满恩. 2009. 中医药基础. 北京：化学工业出版社

温茂兴. 2004. 中医学基础. 北京：科学技术出版社

伍利民，郝志红. 2017. 中医学基础. 4 版. 北京：科学出版社

夏民. 2007. 中医学基础. 北京：中国科学技术出版社

姚丽梅，黄丽萍. 2013. 实用中药. 2 版. 北京：人民卫生出版社

钟赣生. 2013. 中药学图表解. 2 版. 北京：人民卫生出版社

自测题选择题参考答案

第1章

1. B 2. C 3. B 4. A 5. C 6. D 7. B

第2章

1. E 2. D 3. B 4. C 5. B 6. D 7. C 8. E 9. E 10. C 11. E 12. E 13. A 14. A 15. B
16. A 17. C 18. B 19. E 20. D

第3章

1. C 2. B 3. E 4. E 5. A 6. C 7. D 8. A 9. A 10. A 11. A 12. C 13. D 14. B 15. D
16. C 17. A 18. D 19. C 20. C 21. D 22. E 23. C 24. D 25. A 26. A 27. A 28. B
29. C 30. D

第4章

1. E 2. E 3. A 4. B 5. D 6. B 7. C 8. C 9. A 10. B 11. C 12. B 13. B 14. E 15. D
16. D 17. C 18. B

第5章

1. E 2. D 3. D 4. D 5. A 6. E 7. C 8. C 9. A 10. A 11. A 12. D 13. B 14. D 15. D
16. C 17. B 18. B 19. B

第6章

1. D 2. A 3. C 4. B 5. A 6. D 7. B 8. B 9. D 10. B 11. A 12. B 13. C 14. A 15. B
16. C 17. B 18. A 19. D 20. C

第7章

1. D 2. C 3. C 4. D 5. C 6. A 7. E 8. C 9. B 10. A 11. D 12. D 13. C 14. B 15. E
16. C 17. C 18. B 19. D 20. C

第8章

1. D 2. C 3. E 4. C 5. A

第9章

1. A 2. C 3. B 4. C 5. A 6. C 7. D 8. E 9. C 10. D 11. E 12. B

第10章

1. D 2. C 3. C 4. C 5. A 6. B 7. B 8. B 9. B 10. B 11. D 12. A 13. E 14. C 15. D
16. B 17. D 18. C 19. B 20. B 21. A 22. B 23. B 24. D 25. E 26. B 27. C 28. A
29. B 30. A 31. D 32. A 33. D 34. B 35. C 36. D 37. B 38. A 39. B 40. E 41. C
42. E 43. B 44. A 45. C 46. A 47. D 48. E 49. A 50. D

第11章

1. A 2. A 3. A 4. A 5. B 6. A 7. E

第12章

1. A 2. C 3. A 4. B 5. B 6. A